「疲れない人」の習慣、ぜんぶ集めました。

工藤孝文［監修］
ホームライフ取材班［編］

青春新書
PLAYBOOKS

「疲れない人」の習慣をマネして、疲れ知らずになろう！

最近、何だか疲れがたまって困る。人間関係で嫌なことがあって、心がいつも重たい。ベッドに入ってもなかなか眠れず、1日の疲れが取れない……。

こういったように、いつも心身の疲れを感じている人は多いものだ。しかし、その一方、まったく疲れをためないで、毎日元気に過ごしている人もいる。

両者の違いは、いったいどこにあるのか？　本書では「疲れない人」の習慣に注目。心身の活力を保つ食生活の秘訣、すぐに寝つけて深い眠りを得られるコツ、心の健康をキープするストレス対処法、疲れがたまらない姿勢や体の動かし方、元気に過ごすための体の手入れの仕方、夏バテや冬のだるさに陥らないためのポイントなど、幅広い面から120に迫る項目をピックアップした。

「ああ、なるほど！」「そうだったのか！」「これは使える！」と、すぐに習慣に取り入れられるものばかり。あなたが「疲れる人」から「疲れない人」へ、ガラッと変身するきっかけになれば幸いだ。

「疲れない人」の習慣、ぜんぶ集めました。〈もくじ〉

第1章

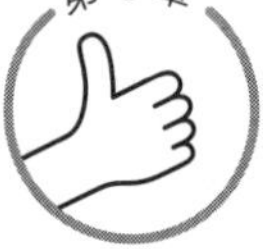

疲れない人の「食べ方」の習慣、ぜんぶ集めました。

第2章

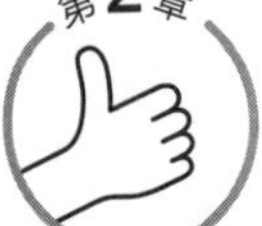

疲れない人の「眠り方」の習慣、ぜんぶ集めました。

第3章

疲れない人の「姿勢」の習慣、ぜんぶ集めました。

第4章

疲れない人の「体メンテナンス」の習慣、ぜんぶ集めました。

第5章

疲れない人の「考え方」の習慣、ぜんぶ集めました。

第6章 疲れない人の「春夏秋冬」の習慣、ぜんぶ集めました。

第7章

疲れない人の「心の癒し方」の習慣、ぜんぶ集めました。

第8章

疲れない人の「楽しみ方」の習慣、ぜんぶ集めました。

第9章

やってはいけない！「疲れる人」の習慣、ぜんぶ集めました。

第1章

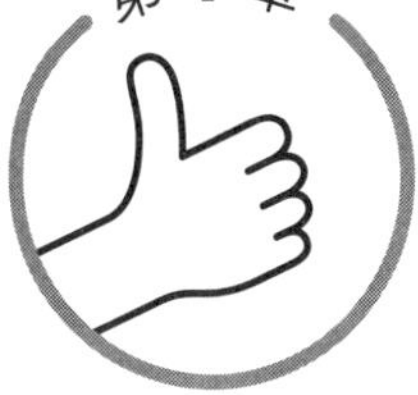

疲れない人の「食べ方」の習慣、ぜんぶ集めました。

心身ともに元気を保つには、やっぱり日々の食事が大切。疲れる人と疲れない人は、食べ方やメニューのチョイスがビックリするほど違う！

塩ザケ、ムニエル、ちゃんちゃん焼き。疲れない人はサケが大好き

塩ザケはもちろん、ムニエルやフライ、ちゃんちゃん焼きなど、料理のバリエーションが豊富なサケ。週に何度も食べている人は、疲れを知らずいつも元気で、シミやシワが少なくて年齢よりも若く見え、成人病健診の数値も上々なのではないか。

サケは高たんぱくのうえに、脳に作用して記憶力を向上させるＤＨＡ（ドコサヘキサエン酸）や、血圧や血糖値を下げるＥＰＡ（エイコサペンタエン酸）といった体にいい不飽和脂肪酸が多く含まれている。

そして特筆されるのが、サケ独特の赤い色を生み出しているアスタキサンチン。赤や黄色の天然色素であるカロテノイドの一種で、さまざまな健康効果を持つことがわかっている。

アスタキサンチンの働きのひとつが、疲労をやわらげる作用だ。

運動などで筋肉を動かすときには、体脂肪に加えて、肝臓と筋肉に蓄えられたグリコーゲンが使われる。ただし、脂肪に比べてグリコーゲンの量は少ない。このため、体を動かしているうちにグリコーゲンが燃やし尽くされると、ひどく疲れてしまう。とくに激しく体を動かす際、こうした状態に陥りやすく、マラソンの場合なら、疲労がたまって失速する「30㎞の壁」の大きな原因となる。

そこで、アスタキサンチンに体内で働いてもらうのだ。アスタキサンチンが摂取されると、体を動かす際にまず体脂肪が使われるように働く。グリコーゲンの利用は後回しになり、簡単に枯渇しなくなるので、疲れにくくなるというわけだ。

アスタキサンチンは非常に強い抗酸化作用も持っている。なかでも得意とするのは、紫外線から肌を守ってシワやシミを防ぐ効果で、若さを保つアンチエイジングにとても有効だ。

ほかにも、脳の海馬の機能を高めることによる記憶力アップ、眼精疲労の軽減、動脈硬化やガンの予防などに効果があるとされている。サケを意識して食べて、このスーパー成分をたっぷり摂取しよう。

疲れを知らない元気な人は、毎日のように鶏の胸肉を食べている

鶏の胸肉といえば、ヘルシーな低カロリー・高たんぱく食品。アスリートや筋トレ好き、ダイエットに励む人の好物というイメージがあるが、疲れ知らずでいつも元気な人もよく食べていることを知っているだろうか。

なぜ、疲労回復に胸肉が有効なのか。その働きを紹介する前に、疲労のメカニズムについて触れておこう。近年、疲れる原因は乳酸ではなく、「ファティーグ・ファクター（疲労因子／ＦＦ）」という物質だとわかってきた。ＦＦは活性酸素が細胞を傷つけたときに発生し、細胞の機能を低下させて疲れを感じさせる。

そこで、ＦＦが多く発生するようになると、「疲れを取らなければ」と脳が判断し、ＦＦに対抗する物質である「ファティーグ・リカバリー・ファクター（疲労回復因子／ＦＲ）を発生させる。ＦＲはＦＦの働きを邪魔し、傷ついた細胞の修復を促して疲

労を解消させていく。

つまり、ＦＲがあまり働かない体は疲れやすく、よく働く体は疲れにくいということになる。そして、摂取すると体内でＦＲを増やしてくれるのが、胸肉に含まれている「イミダゾールペプチド」というアミノ酸の一種なのだ。

鶏の胸肉は、羽ばたくときに使う大きな筋肉。渡り鳥が空を長時間、飛び続けられるのは、胸肉にイミダゾールペプチドが大量に含まれているからだ。イミダゾールペプチドはほかに、抗酸化作用や抗炎症作用も持っている。

食品から摂取されたイミダゾールペプチドはいったん分解されるが、疲れを感じている場所にダイレクトに運ばれ、そこで再合成されて直接働くことがわかっている。胸肉が好物の人が疲れにくいのも当然というわけだ。

イミダゾールペプチドは１日２００㎎程度、鶏の胸肉なら１００ｇほど食べれば十分な疲労回復効果が得られる。鶏ハムを作って冷蔵庫に常備しておき、サラダなどに加えて毎日食べるのがおすすめだ。イミダゾールペプチドは長時間泳ぎ続けるマグロやカツオなどにも豊富なので、これらもよく食卓に出すようにしよう。

胃腸をコントロールするため、週末は「プチ断食」する

現代人は食べ過ぎの傾向にある。しかも、食生活の欧米化によって、本来、日本人にはマッチしない高脂肪・高たんぱくの食品を取る機会が多い。その結果、消化・吸収を担う内臓が疲れてしまい、ひいては体全体がだるくなりがちだ。

疲れない人の多くは、日ごろから食べ過ぎを控え、腹八分目の食事を心がけている。加えて、ときどき「プチ断食」をしている人もいるのではないか。

断食を48時間続けると、老化を抑える「サーチュイン遺伝子」が活性化するという研究もある。頑張って試してみる手もあるが、消化器官を休ませることを目的とするのなら、プチ断食で十分だ。週1回程度、または胃腸が疲れたなと思ったとき、夕食を抜いてみよう。これで20時間前後の〝断食〟になり、胃腸が休まりリセットされる。この間も、水分は意識して摂取することが大切だ。

酸っぱい料理が大好き！何でも酢をかけて食べるから疲れない

握りずし、南蛮漬け、酢豚、甘酢あんかけ、カツオのたたき。酢を使った料理が大好きで、唐揚げにはもちろんレモンをギュッと絞る。そういった人は疲れを取るために、意識して酸っぱい料理を食べているのかもしれない。

疲労回復には酸っぱいものが効く、とよくいわれる。これは本当のことだ。酸っぱさのなかでも、疲れを取るために大いに働くのはクエン酸。レモンなどの柑橘類、キウイ、梅干しなどに含まれる酸味で、米酢や穀物酢の主成分である酢酸と比べると、匂いが穏やかで爽やかな風味がある。

クエン酸が疲労回復に有効なのは、細胞内で行われているエネルギーづくりを活発化させる働きを持っているからだ。このため、食品から十分なクエン酸を摂取すると、細胞の負担が軽くなって疲れにくくなる。

ひどく疲れたとき、クエン酸はとくによく効く。スポーツ大会に持っていく差し入れの定番、レモンの砂糖漬けにはしっかりした根拠があったわけだ。夕食を取らずに残業したときなども、クエン酸の摂取によって元気を取り戻せるだろう。

料理から摂取するほか、レモン水を飲むのもおすすめだ。コップ1杯の水にレモン2分の1個程度を絞り、お好みではちみつや砂糖などをプラス。やや多めに作って冷蔵庫に保存しておき、毎朝1杯飲むことを習慣にしてみてはどうだろう。

クエン酸効果は酢を使った料理からも得られる。米酢や穀物酢、黒酢などの主成分である酢酸は、体内に入るとクエン酸に変化し、やはり疲れを取るように働く。

お茶を使った飲料メーカーの伊藤園が行った臨床試験を紹介しよう。7日間にわたって、黒酢大さじ1杯程度に相当する酢酸入りのドリンクを摂取したのち、自転車こぎ相当の運動をして、疲労をどの程度感じるのかを調べたものだ。その結果、運動後30分、就寝前、起床時には明らかに疲労が軽くなった。

レモン水を冷蔵庫に常備し、酸っぱい料理を好んで食べていれば、以前と比べて、疲れを感じることが少なくなりそうだ。

ニンニクは疲労回復に効果あり！ ただし、食べ過ぎると逆に疲れる？

スタミナのつく食品といえば、真っ先に思い浮かぶひとつがニンニクではないか。体を使った作業や残業で疲れたとき、あるいは蒸し暑い日が続いて夏バテしそうなときなど、ニンニクを使った料理を食べるのはおすすめだ。

ニンニクが疲れた体に効くのは、独特の匂いのもとでもあるアリシンという成分が含まれているから。アリシンは体内でエネルギーを作り出すビタミンB1の吸収を促し、疲労回復に大きな効果を発揮する。

しかし、本当に疲れない人は、ニンニクがいくら好きでも食べ過ぎはしない。ニンニクには非常に強い殺菌作用があり、大量に食べると体内の善玉菌に悪影響を与え、腸内環境を乱しかねないのだ。腸の具合が悪くなると、疲れを一層感じやすくなる。

ニンニクの食べ過ぎは禁物で、1日1～2粒にとどめておくのが肝心だ。

朝はシジミの味噌汁、晩はシメジのホイル焼き。疲れない人はオルニチンをたっぷり摂取

「二日酔い」対策に効果的とされるのが、アミノ酸の一種であるオルニチン。アルコール代謝の過程で発生する有害物質、アセトアルデヒドの肝臓での分解を促し、飲み過ぎた翌朝の気持ち悪さを軽くしてくれる。

オルニチンが豊富なことで知られるのがシジミ。さらに、そのシジミの5倍以上も多く含まれているのがシメジだ。こうしたオルニチン効果を期待できる食品は、酒好きばかりではなく、元気で疲れない人もよく口にしているのではないか。

オルニチンは肝臓に働きかけ、アンモニアの分解も促進してくれる。アンモニアも有害な物質で、分解されずに体内に多く残ると、疲れを感じやすくなってしまう。この体の機能から、食事でオルニチンを摂取すれば疲れにくくなる。シジミやシメジがおすすめなのは、酒好きだけではなかったわけだ。

疲れを感じた日のランチは生姜焼き定食をチョイスする

何だか疲れがたまって……こう感じたときのランチは、どういったものを食べたらいいだろう。ビタミンB1効果をよく知る人なら、生姜焼き定食のような豚肉を使った料理を選びそうだ。

ビタミンB1は、疲れと深い関係のある栄養。不足すると体内でエネルギーをうまく作り出せなくなり、疲れやすい体になる。気力や記憶力の低下、情緒不安定なども起こりやすく、心身ともに元気のない状態になってしまう。

朝食を抜いたり、食事が糖質やサラダなどに偏ったり、菓子パンだけで済ませたりしていると、ビタミンB1が不足する可能性がある。とくに多く含まれている食品は豚肉で、80g食べると1日に必要なビタミンB1の半分を摂取できる。穀物の胚芽部分にも多いので、玄米ご飯やライ麦パンを主食にするのもおすすめだ。

疲れない人の食卓には、ビタミンB_1たっぷりのぬか漬けが登場

格別、スタミナのつきそうな食品は取らないにもかかわらず、毎日、元気で疲れ知らず。こういった人は、朝食で自家製のぬか漬けを食べているのかもしれない。

ビタミンB_1が豊富な代表的な食品は豚肉だが、毎日食べるのは難しい。料理の仕方を変えても飽きるだろうし、脂肪の摂り過ぎにもなってしまう。そこで、ぬか漬けの出番だ。

ぬか床となる米ぬかには、ビタミンB_1をはじめとするビタミンB群がたっぷり含まれている。ぬか漬けにはそういった有効成分が吸収されており、生野菜のときよりも栄養価が高まっているのだ。

ビタミンB_1は摂り過ぎると、尿といっしょに排出されてしまうので、少しずつ繰り返し摂取するほうがいい。その意味からも、毎朝のぬか漬けは理にかなっている。

レバニラ炒めが疲労回復に効くのは、しっかりした科学的根拠があった

仕事で疲れた日、夕食で気合を入れようと、元気が出そうなレバニラ定食を食べる。そのチョイスは正解だ。レバニラ定食はレバーとモヤシ、ニラ、ニンニクの組み合わせ。まず、レバーは鉄分豊富な食品の代表格だ。鉄分が不足すると貧血を招き、疲労や息切れ、食欲不振などを引き起こす。加えて、レバーはビタミンB1も豊富なので、疲れたときには非常に良い食品といえる。

モヤシは栄養のない野菜と思われがちだが、そんなことはない。疲れにスポットを当てると、糖質をエネルギーに変える働きのあるアミノ酸の一種、アスパラギン酸が豊富に含まれている。ニラとニンニクについては、ビタミンB1の吸収を促すアリシンの重要な供給源。レバニラ定食の食材は疲れを癒してくれるものばかりなのだ。まさに、最強の疲労回復メニューのひとつといえる。

スタミナがあって疲れ知らずの人は、ご飯をしっかり食べている

持久力が必要なスポーツをしている人は、試合の前におにぎりやパスタを食べて、エネルギーをしっかりチャージすることが多い。この方法にならって、体力を使う仕事や作業を行う前には、あえて糖質を多めに摂取する手がある。

体力をつけるには、肉を食べるのがいちばんだと思うかもしれないが、じつは最も重要なのは糖質だ。ご飯やパンに含まれている糖質は、体内で単糖類のブドウ糖（グルコース）に分解され、それが複雑につながった多糖類のグリコーゲンとして筋肉や肝臓に蓄えられる。

体を動かす際、エネルギー源となるのはグリコーゲンと脂肪。このため、グリコーゲン貯蔵量が少ないと、力仕事の途中で〝ガソリン切れ〟になり、疲れがたまってしまうのだ。力仕事の前にはご飯をよく食べて、グリコーゲンを補充しておこう。

疲れない人が選ぶ丼メニューは中華丼、親子丼、天津丼のいずれか

手軽に素早く食べられる丼もの。1日3食のなかでも、短い時間でエネルギーをしっかりチャージしたい昼食で選ぶことが多いだろう。

メニューをチョイスする際、あまり深くは考えず、味の好みや店が職場に近いといった理由で決める場合も少なくなさそうだ。けれども、健康でありたいと思う人は、栄養バランスのいい丼ものを選んでいるはず。疲れない体をキープする、あるいは疲労を回復するのにも、その食べ方はとても有効だ。

では、どういった丼ものなら栄養バランスがいいのか。その基本となる指標に、「エネルギー産生栄養素バランス」というものがある。体が必要とする栄養素のなかから、エネルギー源となる炭水化物・脂質・たんぱく質をピックアップし、3つのバランスを重要視する考え方だ。

厚生労働省の「日本人の食事摂取基準（2020年版）」によると、日本人にとって理想的なのは、摂取エネルギーのなかで炭水化物が50～65％、脂質が20～30％、たんぱく質が13～20％（1～49歳。50歳以上はたんぱく質の下限がやや上がる）というバランスだ。

栄養バランスが偏りがちな丼もののなかでも、この理想的な栄養バランスの範囲内に収まっているものがある。それは野菜たっぷりの中華丼、卵と鶏肉、タマネギの組み合わせの親子丼、卵がメインの天津丼だ。

丼ものにはほかに、牛丼やカツ丼なども人気がある。しかし、牛丼の肉には脂身が多く、カツ丼は油たっぷりのトンカツを使っていることから、いずれも脂質のエネルギーが全体の40％を超える。摂取エネルギーの半分近くを脂質から摂取するという、かなり栄養バランスが悪く、胃腸の負担も大きいメニューなのだ。

疲れているとき、体調があまり良くないときには、牛丼やカツ丼は避けたほうが無難だろう。そうしたときに丼ものを食べるのなら、栄養バランスが良く、胃腸が無理なく消化できる中華丼、親子丼、天津丼から選び、体をいたわってあげよう。

決まった時間に朝食を取って、体内時計をリセットすることを忘れない

朝食を抜くと、脳がエネルギー不足になって、仕事になかなか集中できない。1日2食にとどめると、健康を維持するのに必要な栄養やエネルギーを確保しにくいのもデメリットだ。昼食と夕食後の血糖値が上昇しやすくなって、血管を傷つける原因になることも見過ごせない。

加えて、意外に知られていないのが、体内時計の乱れにつながることだ。体内時計とは、人間がもともと持っているリズム。毎日、朝になったら自然と目が覚め、夜が更けるにしたがって眠気が湧いてくる。体温の上昇や下降、ホルモン分泌の仕方などについても、基本的に毎日同じリズムで繰り返している。

ところが、この体内時計は困ったことに、地球の自転である1日24時間とは周期が若干異なっている。多くの人の場合、1日24時間よりもやや長めの周期でリズムを刻

んでいるのだ。

とはいえ、おおむね問題はない。人間は毎日、無意識のうちに体内時計をリセットし、1日24時間の周期に合わせている。

体内時計をリセットする方法のひとつは、朝のうちに太陽の光を浴びることだ。そしてもうひとつ、目覚めてからそれほど時間を置かずに朝食を取れば、同じくリセットできる。

この体のメカニズムから、朝食を抜く生活を続けていると、内臓や細胞の働き方が本来の1日のリズムとはズレてくる。次第に代謝なども悪くなって、体に必要なホルモンも分泌されにくくなる。その結果、体調が上向かず、なぜだか疲れやすいという悪循環に陥ってしまう。

疲れを知らず、元気に毎日を過ごしている人は、決して朝食を抜かない。いつでも何だか疲れやすい……こう感じる人のなかには、朝食抜きで1日をスタートさせていることが少なくないのではないか。明日からでも、しっかり朝食を取って、体内時計をリセットするようにしよう。

寝る3時間前までに夕食を済ませるからぐっすり眠れる

毎日、夕食は寝る何時間前までに済ませているだろうか。ちょっと早めに食べたあと、小腹がすいたら夜食を取る。あるいは、酒をちびちび飲みながら、夜が更けるまでだらだら食べ続ける。こういった食習慣をおくっていれば、質の良い眠りは得られないので、常に疲れを感じるような状態が続くはずだ。

よく眠れて疲れを解消する人は、寝る直前に何か食べたりはしない。少なくとも就寝の3時間前までには夕食を済ませているはずだ。夜遅くまで何かを口にしていると、胃に食べものが入った状態で眠ることになる。これでは消化活動に大きな力を割かなければならず、体がしっかり休まらないのだ。

残業などで帰宅が遅くなるときは、18～19時ごろに軽い夕食を済ませておき、帰ってから消化の良いものを少し食べたり、スープを飲んだりするのがいいだろう。

カプサイシンとＧＡＢＡ効果で入眠を促進。夕食にはキムチが欠かせない

辛いものに目がなく、夕食ではよくキムチを食べている。こういった人は、夜が更けるにつれて自然と眠くなり、質の良い睡眠を得ているに違いない。

キムチの辛さは、唐辛子に含まれているカプサイシンによるものだ。カプサイシンの刺激で体温はいったん上昇したのち、発汗によって下がり出す。眠気は体の内部の体温（深部体温）が下がると湧いてくるので、夕食でキムチを食べたら、そのあと、ちょうどいい時間に眠くなってくる。

加えて、キムチにはＧＡＢＡ（ギャバ）が含まれているのも、夕食に好都合な理由だ。ＧＡＢＡはアミノ酸の一種で、体内で神経伝達物質として働き、自律神経を整えたり、ストレスをやわらげたり、睡眠の質を高めたりする効果がある。カプサイシンとＧＡＢＡのダブル効果を期待し、キムチを晩の食卓に上げてみてはどうだろう。

疲れたときは色の濃い炭水化物。血糖値がゆるやかに上がって体の負担が少ない

ダイエットをしている人と、普段から疲れない人の食事は、似ている部分があるのを知っているだろうか。

太りたくない人が食事で注意するのが、食後の血糖値を急上昇させないこと。血糖値が乱高下すると、インスリンが処理し切れなかった血糖が中性脂肪に変わり、体に蓄えられてしまうからだ。

血糖値が急激に変化すると、体の負担が大きくなって、だるさや疲れも感じる。こうした意味から、ダイエット食と疲労回復食はよく似ているわけだ。

では、血糖値の乱高下を防ぐには、具体的にどうすればいいのか。簡単で効果の大きい対策が、血糖値の上がりにくい食品を選んで食べることだ。そのポイントとなるのが「GI値（グリセミック・インデックス）」という指標。食後の血糖値の上昇度

を示す数値で、ブドウ糖を基準に計算されている。

食後に血糖値の上がりやすい「高GI食品」は、主食では白米や食パン、フランスパン、うどんなど。食べても血糖値がそれほど上がらない「低GI食品」には、玄米や五穀米、全粒粉パン、そばなどが含まれている。ライ麦パンやパスタなどは、双方の中間の「中GI食品」とされる。

ごく簡単にいえば、食後の血糖値は白い主食を取ると上がりやすく、色の濃い主食なら上がりにくい。色が濃いものには穀物の殻が残っており、豊富な食物繊維が糖質の吸収を抑えて、血糖値の急上昇を防ぐからだ。

白い主食ばかり食べている人は、色の濃い玄米や全粒粉パンも食事に取り入れてみてはどうだろう。疲れにくく、体重も増えにくく、糖尿病をはじめとする生活習慣病の予防にもなると、いいことづくめだ。

血糖値の急上昇を抑えるには、糖質よりも野菜や肉を先に食べる「ベジファースト」「ミートファースト」も有効なので試してみたい。

疲労回復したいときにはアスパラガスをよく食べる

子どもの運動会のとき、弁当に入れるおかずはアスパラのベーコン巻き。こう考える人は、疲労と栄養の関係性をよくわかっている。栄養豊富な緑黄色野菜、アスパラガスにはβカロテンやビタミンCなどのほかに、重要な成分が含まれている。アスパラガスから発見されたことから、アスパラギン酸と名づけられたアミノ酸の一種だ。

アスパラギン酸は糖質からエネルギーを作り出す働きを促すほか、疲労感を深めるアンモニアを無毒化して排出する機能や、ミネラルを全身の細胞に運ぶ働きを持っている。疲労回復に大きな効果を発揮する成分なのだ。

アスパラギン酸が含まれるアスパラガスと、ビタミンB1豊富な豚肉のベーコンの組み合わせは、疲労回復に最強のメニューのひとつ。アスパラギン酸はほかに、ソラマメなどの豆類、モヤシ、鶏胸肉などにも含まれている。

1日の疲れを体の内側から癒すのは、家で飲む1本の缶ビール

1日の疲れを癒すには、夕食のときに飲む1本の缶ビールが欠かせない。こうした飲酒の習慣のある人は、晩酌で日本酒を飲んだり、料理にワインを合わせたりする人よりも、寝つきが良くて疲れが取れやすそうだ。

ビールを醸造する際に欠かせない原料がホップ。じつはハーブの仲間で、食欲増進をはじめ、さまざまな薬用効果が知られている。疲労回復につながるのはリラックス効果で、眠りを誘う「ハーブピロー」のひとつとして、ホップの花を枕の詰め物にすることもあるほどだ。ビールを飲むと何だか心が落ち着いていくのは、このホップの作用だったのだ。

飲むとイライラや不安が解消され、リラックスして眠りにつけるビール。ただし、缶ビール1本程度にとどめないと、眠りの質が悪くなるので注意しよう。

「クレオパトラの好物」デーツで、鉄分と葉酸を補給して疲れ知らず

クレオパトラがよく食べていたと伝わるデーツ。ナツメヤシの果実で、アラブの美容食として知られている。クレオパトラはこのデーツを、美しさを保つためだけでなく、疲労回復のためにも口にしていたのではないだろうか。

デーツはナツメヤシの樹上で乾燥させた、天然のドライフルーツ。しっとりした食感で、なかに甘味がギュッと凝縮されているのが特徴だ。突出して多い成分は、ブドウ糖と果糖。いずれも体内に吸収されやすい単糖類で、食べたらすぐにエネルギー源として働く。疲労をすぐに回復したいとき、あるいは疲れたくないときに、おやつとして食べるのに絶好の食品だ。

ほかにも鉄分や亜鉛、ビタミン類、ミネラル、葉酸など栄養豊富。カロリーが高いので食べ過ぎに注意しつつ、上手に利用したいものだ。

紅茶にはシナモンをプラス。リラックスできて、血流も促進する

今日は疲れたな……と思ったら、甘くてエキゾチックな甘い香りがするシナモンティーを飲む。こうした人は疲労をため込まないで、元気に過ごすことができそうだ。

シナモンはクスノキ科の常緑樹の樹皮を利用した香辛料。漢方薬として使われる「桂《けい》皮《ひ》」の仲間でもあり、その薬効は古くから知られてきた。シナモンに含まれる「シンナムアルデヒド」という成分は、毛細血管の細胞を強化する「Ｔｉｅ２」という物質を活性化する。その機能から血行が促進され、全身に栄養を含んだ血液がいきわたって、冷えや疲れを解消する効果が期待できるのだ。シナモンにはほかにも、強力な抗酸化作用や抗菌作用、消化促進作用などが報告されている。

ひとつ注意したいのは、シナモンティーを夕方以降に飲むと、紅茶のカフェイン効果で眠りにくくなること。午後のおやつとともに飲むのを最後にするのがいいだろう。

疲れ目を感じたら、色鮮やかな野菜と果物をたっぷり食べる

近年、疲れ目や眼精疲労に陥る人が増えているなか、パソコン仕事を1日中こなしていても、目の疲れを感じない人はいる。そういった人は、ときどき上手に休憩しているのに加えて、色の濃い果物や野菜をよく食べているのではないか。

目の疲れに有効な食品の代表は、赤紫色の色素であるアントシアニンが豊富なブルーベリー。アントシアニンは抗酸化作用の高いポリフェノールの一種で、網膜につながる毛細血管を強化し、血流を改善して目の健康を保つ。ブルーベリーのほかに、プルーンや紫芋、ナスの皮などにも含まれている。

緑黄色野菜も疲れ目や眼精疲労に効果の高い食品だ。豊富に含まれているβカロテンは、体内に入るとビタミンAに変化し、その働きによって目の粘膜を保護してくれる。脂溶性ビタミンなので、吸収を良くするために油を使って調理しよう。

焼肉よりもイカ、タコ、貝。タウリン豊富なシーフードが好物

体力を使って疲れたときや、スタミナをつけたい場合は、焼肉を食べて気合を入れる。こういった人は多そうだが、健康に関する知識のある人は、ちょっと淡白なシーフード料理をチョイスする。

疲れたときには肉ではなく、イカやタコ、エビ、カキ、ホタテといったシーフードが賢い選択。これらに含まれているアミノ酸の一種、タウリンが疲労回復に効き、疲れない体を作るからだ。タウリンには交感神経の働きを抑える作用があり、精神的にリラックスして快眠に導いてくれる。また、疲れにつながる細胞の酸化ストレスを軽減する効果も確認されている。

おすすめ料理はマリネやサラダ。タウリンたっぷりのシーフードに、やはり疲れを癒す酢をかけることで、ダブルの効果が期待できる。

脳の緊張と心の疲れを開放する「マインドフルネス・イーティング」のすすめ

仕事などで忙しいときには、食事が「楽しみ」ではなく、栄養補給のための「作業」になりがちだ。たとえば昼食の場合、午後に何をすべきかを考えながら、短時間でご飯をかき込む。これでは、せっかくおいしい料理を食べても気分転換にならず、ストレスが解消されないので心身に疲労がたまっていく。

味わって食べないと、よく噛まないで、早く食べ終えてしまうのもデメリットだ。唾液があまり分泌されないので、消化器官の負担が大きくなり、食べ過ぎから肥満にもつながりやすい。

疲れをため込まず、健康をキープしている人は、食事に集中し、料理を楽しみながら味わっているはずだ。急いで食べるのがクセになっている人は、近年注目されている「マインドフルネス・イーティング」を意識してみてはどうだろう。

気になっていることや不安を忘れて、いまこの瞬間に集中するのがマインドフルネス。不安障害などの治療にも使われ、集中力を高める方法として世界的な大企業でも推奨されている。

マインドフルネス・イーティングは、その食事版。いま目の前にある料理のことだけを考え、食事に集中するのがポイントだ。

例えばサラダを食べる場合、まずはトマトをつまんで、その形や色を観察。顔の前まで持ってきて、ドレッシングの香りを確かめるのもいい。口に入れても、すぐに噛んではいけない。トマトの冷たさや舌に乗ったときの重さ、形、固さ、食感、鼻の奥に立ち上る香りなどをじっくり感じたい。

次にゆっくりと噛み、トマトの皮が破れ、口の中に果汁があふれることを感じよう。そして静かに飲み込み、のどの奥から食道へと落ちていく感覚を感じ取る。

このように集中して食べると、心身が緊張から解放されていく。決して早食いにはならないので、胃腸などの健康のためにもいい。得られる効果大のマインドフルネス・イーティングをぜひ試してみよう。

第2章

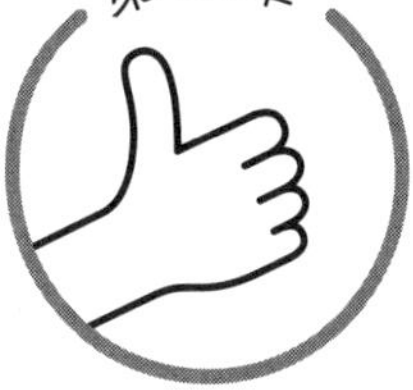

疲れない人の「眠り方」の習慣、ぜんぶ集めました。

疲れをためない人は、
毎日、ぐっすり眠って
心身をリセットする。
寝つきの良さ、深い眠りを呼ぶ
コツや裏ワザが大集合!

朝1杯の牛乳を飲む人は寝つきやすく、ぐっすり眠れるので疲れない

熟睡するには、寝る前にホットミルクを飲むと効果的。こういわれることがあるが、実際に寝つきのいい人は朝のうちに牛乳を飲んでいる。

牛乳が快眠につながるのは、アミノ酸の一種であるトリプトファンが含まれているからだ。トリプトファンは前向きな気分を呼ぶ「幸せホルモン」セロトニンの材料となり、さらにそれが変化して眠気を誘う「睡眠ホルモン」メラトニンが生まれる。

ただし、トリプトファンがメラトニンに変わるまでには14~16時間もかかってしまう。このメカニズムから、牛乳は夜ではなく、朝のうちに飲むのがいいということになる。朝7~8時に飲んでおけば、メラトニン効果で眠くなってくるのは、そろそろ寝ようかという時間。これで入眠に苦労しないでぐっすり眠れ、1日の疲れがしっかり取れるというわけだ。

トリプトファンは牛乳やヨーグルトなどの乳製品以外にも含まれており、積極的に利用したいものだ。朝食でとりやすいのは大豆食品で、納豆や豆腐、味噌汁などを朝の食卓に上げることで夜に眠気が湧くようになる。

果物ではバナナにトリプトファンが豊富に含まれている。バナナは消化が速くて、脳のエネルギー源となる糖質も多いので、朝にぴったりの食品だ。牛乳といっしょに食べると、ダブルの効果で、夜になってメラトニンが一層分泌されやすい。

これらのほかに卵や魚、肉、ナッツ類などからもトリプトファンを摂取できる。朝食でバランス良く組み合わせて食べるようにしよう。

なお、寝る直前にホットミルクを飲むのはやめておいたほうがいい。メラトニン効果を得られないだけではなく、胃の中に食べものが入ったばかりの状態で眠ることになる。これでは胃の負担が大きく、体をしっかり休めることができない。

夜にホットミルクを飲むのなら、寝る直前は避け、寝床に入る1～2時間前にしておこう。胃が温まって一時的に体温が上がり、それから少しずつ下がるにつれて、眠気が自然と湧いてくるので寝つきやすくなる。

元気な人は寝足りないとき、ちょっと昼寝をして補っている

仕事で帰宅が遅くなったり、心配事があって心がモヤモヤしたり、こういったときには睡眠不足になることもあるだろう。それでも元気で疲れない人は、昼間、こっそりこま切れに眠って帳尻を合わせている。

適切な睡眠時間については、個人の体質や年齢などによって異なるが、一般的には7時間前後というのが定説だ。とはいえ、それほど眠れないときもある。目覚めたときに寝足りなさを感じ、疲れが取れていないと思うのなら、うまく時間を使ってこま切れに昼寝をしてみよう。

電車通勤なら座席に座っているときに寝る、あるいは昼休みに公園や職場の人目につかない場所でウトウトするだけでも、疲労を回復するのに有効だ。こうしてトータル7時間睡眠に近づけると、脳と体の負担をぐっと減らすことができる。

寝ている途中で目覚めたとき、時間を確認しない人がまた眠れる

なかなか寝つけないとき、あるいは眠っている途中で目が覚めたとき、「いま何時なんだろう？」と時計やスマホを見て確認してはいないだろうか。

ぐっすり眠り、疲れを取りたいのなら、この行動はやってはいけない。「1時間たっても眠れていないのか。早く眠らなければ」「もうこんな時間……。いまからだとあと3時間程度しか寝られない」といったネガティブな感情の原因となってしまう。

寝つくのに邪魔なのが、焦りや不安、イライラ。時計を確認したことで、ますます寝られなくなるのだ。

いつも快眠できている人は、少々寝つきが悪いときでも、または中途覚醒しても時計は見ない。時間を確認することにメリットはないからだ。見たくなる気持ちを抑えるため、時計やスマホを手の届かないところに置いてはどうだろう。

夜に自然と眠気が湧く人は、朝起きたらすぐにカーテンを開ける

毎晩ぐっすり眠って疲れを解消し、朝には快適に目覚める。こういった人は、目が覚めてから布団のなかでグズグズしない。すぐに寝室のカーテンを開けて、太陽の光を部屋に取り込んでいる。

眠りに導く「睡眠ホルモン」メラトニンをたっぷり分泌するには、そのもととなる「幸福ホルモン」セロトニンをしっかり確保しておかなければいけない。

セロトニンを分泌させるのは、脳内の中枢神経系が集まっている脳幹にある「セロトニン神経」。ここは睡眠中にはほとんど活動せず、目覚めとともにようやく強く働こうとしはじめる。このセロトニン神経を朝の早い段階で刺激することが、セロトニンの分泌を増やすための大きなポイントだ。

セロトニン神経を強く刺激する方法のひとつが、太陽の光を感じることだ。寝室の

カーテンを開けて、窓から室内に光が差し込むようにするだけでもいい。目の網膜を介してセロトニン神経が刺激され、セロトニンが分泌されはじめる。

室内で光を感じても効果はあるが、もっと有効なのは外に出ること。日光が直接当たる場所に5分程度いれば、目の網膜がさらに強く刺激され、セロトニンが一層分泌されるようになる。

寝室の灯りをつけるだけでも良さそうに思えるが、蛍光灯やＬＥＤの光では明るさが全然足りない。セロトニン神経を活性化させるには、２５００〜３０００ルクス以上の光が必要なことがわかっている。照明の光は５００ルクス程度なので、いくら光源を見つめてもセロトニンは分泌されない。

一方、太陽光線の明るさは季節と時間にもよるが、晴れた日の屋外で6万５０００〜10万ルクス、曇りの日は2万〜3万ルクス、雨の日で５０００ルクス、室内でも晴れた日なら２５００ルクスほどある。光の強さが、照明とは比べものにならない。

とにかく、起きたらすぐにカーテンを開ける。そして、できれば外に出て、網膜に光を直接浴びさせる。この習慣がよく眠り、疲れをとるための基本だ。

夜ぐっすり眠る人は、朝の散歩を習慣にしている

ウォーキングの健康効果は極めて高く、健康寿命を延ばす働きがあることが、さまざまな研究で証明されている。歩くことは快眠を得るためにも有効だ。夜になると自然と眠気が訪れ、ぐっすり眠れて疲れが取れる人は、毎朝のウォーキングを日課にしているのではないか。

快眠に必要なセロトニンの分泌には、起床後すぐに太陽の光を浴びる習慣に加えて、一定のリズムに合わせて体を動かすことが有効とされる。朝のうちに外に出て、明るい光を感じながら歩くのは、セロトニン神経を刺激する絶好の方法なのだ。長時間歩く必要はなく、30分以内のウォーキングで十分なので、ぜひ毎朝の習慣にしよう。

なお、天気の悪い日は無理に歩くことはない。寝室のカーテンを開けて光を浴びたあと、リズム良くスクワットをすると、ウォーキングと同じような効果が得られる。

寝床に入ってすぐに眠れる人は、寝る2時間前に熱くない湯に浸かる

1日の疲れは風呂で癒したいもの。では、いつもどういったタイミングで入浴しているだろうか。

①帰宅してすぐといったように夕食の前、②夕食後少し時間をあけてから、寝る1～2時間ほど前、③寝る直前。このなかで、最も眠りにつきやすく、安眠できるのは②を習慣にしている人だ。

①の入浴方法も悪くはないが、睡眠に向けた習慣としては②よりも劣る。最悪は③で、このような風呂の入り方をすると、なかなか寝つけない可能性が高くなる。風呂に入るタイミングは、快眠のためにとても重要なのだ。

適切な入浴が快眠につながるのは、体の内部の深部体温の変化と強く関係している。眠る時間が近づくと、体と脳は休息に向けて準備を開始し、深部体温を少しずつ下げ

て代謝を抑えるように働く。

深部体温がある程度下がると、眠る準備が整ったことになる。眠気を覚えるのは、体がこの状態になったときだ。深部体温の下がり具合が大きいほど、より強い眠気を感じるので一層入眠しやすい。

こうした体の仕組みから、風呂に入るタイミングが大事になってくる。温かい湯に浸かると、体の内部の深い部分まで体温が上昇し、風呂から上がったら、今度は少しずつ体温が下がっていく。このときの体温の振り幅は、風呂に入らない場合と比べてかなり大きいので、より強い眠気を感じて眠りやすくなるというわけだ。

いったん上がった体温が下がるまでには、ある程度の時間がかかる。寝床に入る1時間から2時間ほど前に入浴するのがベストだろう。一方、寝ようとする直前に入浴したら、体温が上がった状態で寝床に入ることになるので、なかなか眠れない。

湯の温度にも注意が必要で、熱い湯に入ると、交感神経が活発化して寝つきが悪くなってしまう。風呂の温度は38℃から40℃前後がおすすめ。副交感神経が優位になってリラックスでき、眠りに向けて体の準備が一層整いやすくなる。

快眠して疲れを取る人は、寝る2時間前から蛍光灯の光を浴びない

寝る直前まで、明るい照明をつけた部屋でテレビを観たり本を読んだりする。こういった習慣のある人は、いざ寝ようとしてもなかなか眠れないことが多い。寝つきが良くて、一晩のうちに脳と体の疲れを解消できる人は、夕食のあとは暖色系の照明をつけた部屋でくつろいでいるはずだ。

夜になると、メラトニンが分泌されることにより、副交感神経が優位になって体温が下がるなど、眠るための準備が整えられていく。ところが、強い光を浴びると、脳が昼間だと錯覚し、メラトニンの分泌が抑えられてしまう。その結果、夜が更けても全然眠くならない状態に陥ってしまいがちなのだ。

夕食後は強い光は避けるようにして、リラックス効果のある暖色系の照明のある部屋で過ごすようにしよう。

夕食後、スマホに触らない人はよく眠り、寝る直前まで使う人は眠れない

ＳＮＳをチェックしたり、ゲームを楽しんだりと、家でもスマホが手放せないという人は多いだろう。しかし、いくらスマホが好きでも、毎日よく眠れて疲れが取れる人は、夕食以降は手にしないのではないか。

快眠を妨害する光の際たるものが、スマホのブルーライトだ。ＬＥＤが発するブルーライトはいま、照明やテレビ、パソコンなど、さまざまな機器から発せられている。暮らしに欠かせないものだが、非常に明るくて強い光なのが問題で、夜にはできるだけ避けるようにしたい。

そのブルーライトが最も目に強く飛び込んでくるのが、手に取って間近に見るスマホだ。よく眠るためには夕食後は触らないのがベストで、使いたい場合は画面の色を暖色系に設定しておこう。

眠りにつく時間がズレたときでも、いつもと同じ時間に起床する

毎日、決まった時間に寝て、決まった時間に起きる。いつもこうした同じリズムで眠るのが理想だが、そうはいかないこともあるだろう。

何かの原因で寝るのが遅くなった場合、目覚ましのアラームを遅めにセットしたくなる。けれども、疲れを取るのが上手な人は、朝のリズムを変えようとはしない。睡眠時間が少々短くなっても、いつもと同じ時間に起きようとするものだ。

良い体調を保って、疲れをためないようにするには、体内時計を狂わせないことが大切。寝る時間が少々ズレても問題ないが、起きる時間がいつもと違うと、体内時計が乱れやすくなる。体のリズムにも悪影響を与えて、体調を崩しかねないのだ。

体内時計を整えられる時間帯は朝しかない。毎日、決まった時間に起きるように心がけることが大切だ。

Tシャツなどの部屋着ではなく、きちんとパジャマに着替えて眠る

眠るときに身につける寝間着。専用のパジャマではなく、暑い夏はTシャツと短パン、それ以外の季節はトレーナーやジャージという人も少なくないだろう。しかし、それでは質の良い睡眠はなかなか得られない。パジャマで寝る人のほうが、ぐっすり眠れているはずだ。

パジャマは睡眠用に特化して作られた服。寝ているときにかいた汗をスムーズに吸い取ってくれるので、寝苦しさを感じることがない。ジャージなどと比べると、ゴムによる腹部や足首の締めつけが弱いのもメリットだ。

寝返りをしてもはだけないように、適度にフィットした大きさのものを選ぶようにしたい。とくにおすすめはシルクのパジャマで、吸汗性や保温性に格別優れている。やや高価だが、快眠のために選んでみてはどうだろう。

なかなか眠れないなら、ツボを押して体の緊張をやわらげる

1年365日、スムーズに入眠し、ぐっすり眠ってみたいものだ。とはいえ、誰にでも寝つきにくい夜はある。そういったとき、安眠上手な人が使う裏ワザを紹介しよう。眠りに導いてくれる「ツボ」を押してみるのだ。

ツボとは、東洋医学の「気」から考え出されたもの。気とは生命エネルギーのことで、体を維持するために重要な働きをするとされる。X線やCT検査では発見できないものの、WHO（世界保健機関）は全身に361のツボがあると認定している。

では、眠れないときに効果のあるツボを紹介しよう。

■失眠《しつみん》……かかとの中央にあるツボ。神経がたかぶって眠れないとき、このツボを押すと気持ちが穏やかになり、やがて眠気が訪れる。指ではあまり刺激を感じない場合、握りこぶしで押したり叩いたりするといい。

■丹田《たんでん》……へそから3～5㎝ほど下側にあるツボ。眠るときには交感神経から副交感神経に切り替わる必要がある。両手のひらを重ね、ここを包み込むようにして深呼吸。交感神経が鎮まって、心身ともに落ち着いていく。

■労宮《ろうきゅう》……軽くこぶしを握ったとき、中指の先端が当たる付近にあるツボ。自律神経のバランスを整え、緊張がゆるまり心が穏やかになって眠くなる。

■百会《ひゃくえ》……頭頂部のほんの少し前、両耳をつなぐ線の真ん中にあるツボ。刺激するとストレスやイライラが消えていき、心が安らかになっていく。

ツボを押すのは寝る30分から1時間ほど前がベストだが、実際に眠れないときに布団の中で試してもいい。寝る前に行う場合、部屋の照明を落とし、リラックスして行うようにしたい。ツボの場所については、それほど細かく探し回らず、「ここが何だか気持ちいい」と感じるところを押してみよう。

ゆっくり深呼吸をしながら、1回に3～5秒かけて、同じツボを3～5回ほど押すのが基本。強く押すと痛みで眠気が遠ざかってしまいかねないので、ほどほどの力で押すのがポイントだ。

神経がたかぶって眠れないときは、米軍も採用した「筋弛緩法」で緊張を解く

寝床で横になっていても、ストレスなどから不安やイライラを感じ、目が冴えて全然眠くならない。こうした困った深夜、緊張を解きほぐす奥の手を試してみてはどうだろう。「漸進的筋弛緩法」という名の入眠方法だ。

漸進的筋弛緩法は1930年代に米国の神経生理学者、エドモンド・ジェイコブソン氏によって開発されたリラクゼーション方法だ。入眠方法として非常に優れており、米軍が採用したところ、強いストレスにさらされる兵士でも、2分以内に96%が眠りに落ちたという。

このリラクゼーション方法の特徴は、筋肉の緊張と弛緩を繰り返すことだ。まず体に力を入れ、自覚する。そして、力をス～ッと抜くことで筋肉をリラックスさせ、精神的にもやわらげようという方法だ。

不眠症の患者に試した研究によると、寝つくのに63分かかっていたのが28分に短縮され、睡眠時間は1時間近く長くなった。試す価値は大いにあるので、眠れない夜にぜひ実行してみよう。寝る前に椅子に座って行う方法もあるが、ここではたまたま寝つけない夜を想定し、寝床でできるやり方を紹介しよう。

①目を閉じて仰向けになり、腕を伸ばして体の脇に置く。
②ゆっくり呼吸をしながら、7〜8割ほどの力で両手を固く握る。
③10秒ほど握ったら力を一気に抜き、その後20秒ほど、筋肉がゆるんでいることを感じる。

基本的には、こうして筋肉に力を入れたり、抜いたりするだけだ。手の指だけではなく、体のさまざまな部位で行ってみるといい。指の次は腕、足の指、ふくらはぎ、太ももといった順で、体の末端から中心部に向けて行うと、リラックス効果が一層高まる。全身を行う必要はなく、自分がやりやすい部位だけでもかまわない。

試しているうちに、不思議とリラックスしていくことを実感できるはず。心が落ち着くにつれて、眠気も訪れてくることだろう。

目覚めて眠れなくなったら深呼吸。「4・7・8呼吸」で自律神経を切り替える

いったん眠りについたものの、夜中に目覚めて、再度の入眠にやや手間取り、なかなか眠れないかも……と不安になってきた。こういった場合、眠るのが上手な人は、寝たままお腹をふくまらせて腹式呼吸をする。

眠れないことがストレスになって、寝床のなかで不安が湧いてきたとき、呼吸は浅くて速くなっている。これは体が緊張している証拠だ。

自律神経は呼吸と密接につながっており、活動時に働く交感神経が高まっているときには、呼吸は浅くて速くなる。

一方、心身をリラックスさせる副交感神経が優位になっている場合、呼吸は深くてゆっくりしたリズムを刻むという特徴がある。

この関係性から、意識して呼吸の仕方を変えることにより、自律神経のコントロー

ルが可能になる。

寝床のなかで不安やイライラを感じ、呼吸が浅くて速くなっていることを確認したら、腹式呼吸による深呼吸をしてみよう。何度か繰り返しているうちに、副交感神経のほうが優位になり、不安やイライラが薄れて眠りやすくなる。

これを一歩進めた「4・7・8呼吸法」という、より有効な方法もある。米国の研究者が、途中で目覚めたときに速やかに眠れるように開発したもので、深い腹式呼吸をスムーズに行うことができる。眠れない不安が高まったときに試してみよう。

まず、息を吐き切ったのち、鼻からゆっくり4秒かけて深く吸う。次に、息を7秒間止める。そして、8秒かけて口からゆっくり息を吐く。

こうした深くてゆっくりした呼吸を何度か繰り返すうちに、自律神経が交感神経から副交感神経に切り替わり、心身ともに自然とリラックスしていく。こうした状態になれば、眠気も自然と湧いてくるものだ。

「4・7・8呼吸法」は血流を促す効果もあり、むくみをなくし、便秘や冷えの解消も期待できる。ぜひ覚えておきたい呼吸法だ。

なかなか寝つけないときは、100から順番に1を引いていく

羊が1匹、羊が2匹……と数える古典的な入眠方法がある。しかし、いつも眠るのに苦労しない人は、頭のなかで100から順番に1を引いていく。

これは米国の催眠療法士による「カウントダウン法」というアイデアで、100、99、98……と、数字を1つずつ減らして数えていく入眠方法だ。1、2、3……と、単純に増やしていくやり方よりも、カウントダウンで数えるほうがより集中する必要があり、ほかのことを考えなくて済む。

ゆっくり数えていくのがポイントで、ひとつの数を3秒から5秒ほどかけて、頭に浮かべるのがいいだろう。それにつられて呼吸も遅くなるので、副交感神経が優位になって、心も体もほぐれていく。途中で数がわからなくなったら、また100からはじめよう。

夫婦仲はいいけど、寝室は別。だから、自分のペースで眠れる

夫婦は同じベッドで寝たほうがいいのか、それとも別々に寝たほうがいいのか。よく眠れて疲れ知らずの人は、夫婦仲が良くても別々のベッドで眠っているものだ。もっといえば、寝室を別々にすると一層快眠できる。

ひとつのベッドでふたりが寝るとき、いちばんのデメリットは寝返りが打ちづらいことだ。同じ姿勢を長く保っていると、睡眠が浅くなって翌朝に疲れが残りやすい。

これは子どもと寝る場合も同じ。家族それぞれの考え方もあるだろうが、睡眠の質を優先するなら、早めに個室で寝させるようにするほうがいい。

また、ペットといっしょに寝ている人も少なくないようだ。やはり寝返りがしづらいので、ペットは人間のベッドに上げないことをおすすめする。

寝室は同じだがベッドは別々にしている、という夫婦は最も多いかもしれない。こ

うすれば寝返りのデメリットはなくせるが、まだ問題は残る。快適に過ごせる温度が男女では異なるという点だ。

多くの場合、男性がちょうどいいと感じる温度は、女性にとってはやや低い。体温は筋肉量と強く関係し、筋肉の多い男性のほうが暑がりで、やや低めの温度を好むのだ。これは体の仕組みからくるものなので、どうしようもない。

このため、ベッドを別々にしていても、同じ部屋で過ごす限り、夏と冬にはエアコンの温度設定で争いが起こるのは避けられない。どちらかが折れて、暑い寒いと不満を抱え、快眠を得にくくなってしまう。

そこで、よく眠るためには寝室を別々にするのがベスト、ということになる。どちらの部屋にもエアコンを設置すれば、ふたりとも快適な温度のなかで寝られる。

年齢を重ねるうちに、寝る前には必ず読書をしたい、あるいは真っ暗ななかで眠りたい、といったように行動や好みがズレてくることもある。寝室を別々にすれば、そういったストレスを解消できるのも大きなメリットだ。住宅事情が許す場合は、健康のために考えてみてはどうだろう。

スムーズな寝返りができるように、枕にはこだわっている

快眠のために必要なのが良い枕。購入する際、そば殻か、それともビーズ、あるいは羽根にしようかと、まず素材から選んではいないだろうか。質の良い睡眠を取っている人は、それよりも高さに重点を置いてチェックするはずだ。

仰向けになったときに、立っているときの姿勢をキープできる高さが最適。目が真上ではなく、5度から15度ほどあご側に向くようなら、首や後頭部、肩に無理なく眠ることができる。背中から首、頭にかけての自然なカーブにフィットするものを選ぶようにしよう。

寝返りのしやすさもポイントで、横向きの姿勢のときに頭部と布団が平行になるような高さがいい。低過ぎる枕に横向きになると、曲がった首にかかる負担が大きくなるので良くない。快眠のために枕は重要なので、ぴったりのものをじっくり探そう。

寝室のインテリアは心が落ち着いて眠りにつける優しい暖色系

色は心の状態を左右する力を持っている。暖かい色には心を落ち着かせる働きがあるので、寝室の照明は暖色系にするのがおすすめだ。白色の灯りを浴びるよりもリラックスできて、寝つきを良くしてくれる。

ただし、寝室のインテリアについては、強い暖色系は避けたほうが良さそうだ。赤色やオレンジ、黄色などの色には交感神経を高める働きがあることがわかっている。また、黒色も脳に刺激を与えるので、寝室のインテリアとしては向かない。

よく眠れる人の寝室のインテリアは、ナチュラルなベージュを使ったものが多い。ほかに、青系や緑系の淡い色合いもリラックス効果があるのでおすすめだ。こうした副交感神経を優位にしてくれるカラーで寝室をまとめ、気分を落ち着かせて眠りにつくようにしよう。

寝つくのに苦労しない人は、単調な入眠儀式をルーティーンにしている

寝つきのいい人は、眠ろうとする少し前に、自分なりの「入眠儀式」を行っていることが多い。

儀式といっても特別な行動は必要なく、眠りに向けてリラックスできるのなら何でもかまわない。ちょっと難しめの本を10ページほど読む、寝室に行く直前に歯を磨く、寝る30分前にハーブティーを飲む。お気に入りのアロマの香りをかぐ、ヒーリング効果のある音楽を聴く、といったようなことだ。

眠るためには、日中に活発だった交感神経を抑え、副交感神経を優位にする必要がある。その切り替えをスムーズに行うため、まずは入眠儀式によってリラックス。心が落ち着くのなら、ちょっとしたことでいいので、ぜひ自分なりの入眠儀式を見つけたいものだ。

自分はいびきをかきやすい。そう自覚している人は横向きに寝る

睡眠の質を低下させ、睡眠時無呼吸症候群につながる恐れもあるいびき。ときどきいびきをかくことを自覚しており、それでもぐっすり眠れることの多い人は、横向きになって寝ることを心がけている。

いびきは呼吸で取り入れる空気が、鼻やのどの粘膜を振動させて起こる。眠っているときは、舌がゆるんで落ち込み、気道が狭くなるので音が出やすくなる。

とくにいびきをかきやすいのは、舌が気道を圧迫しやすい仰向けの姿勢で寝ているとき。この体の仕組みから、いびきをかきたくないのなら、気道を確保しやすい横向きで寝ることが大切だ。向きとしては右向きがおすすめ。胃が体の右側に向かってカーブしているので、右向きに寝ると食べたものが腸に向かって移動しやすく、睡眠中の消化活動の負担が軽くなる。

夕食は水出し緑茶とともに。カフェインレスで睡眠の質が高まる！

緑茶は健康効果の高い飲みものだが、カフェインが含まれていることには注意が必要だ。朝食や昼食時なら問題ないが、夕食のときに飲むと、その覚醒効果で眠れなくなってしまう。

ところが、夜でも平気で緑茶を飲み、それなのにぐっすり眠れている人がいる。そういった人が飲んでいるのは、じつは水出し緑茶。お湯で淹れる緑茶と比べて、カフェインの量は約半分しかなく、さらに氷水出し緑茶なら約5分の1に抑えられる。

その一方、テアニンというアミノ酸の量はあまり変わらない。テアニンは脳のリラックス効果やストレス抑制効果、カフェインによる興奮の抑制効果など、快眠に向けたさまざまな働きを持っている。お湯ではなく水出し、できれば氷水出しにして、夜になっても緑茶を飲むようにしよう。

第3章

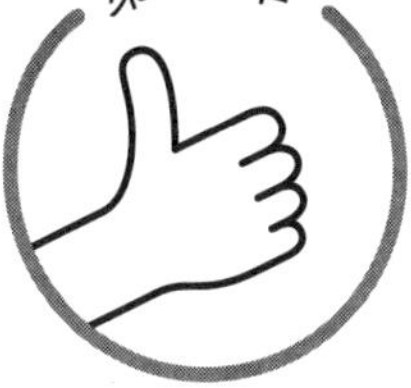

疲れない人の「姿勢」の習慣、ぜんぶ集めました。

同じデスクワークなのに、
どうしてあの人は疲れない？
長時間歩き続けても、
平気な人がいるのはどうして？
その理由は「姿勢」にあった！

疲れない人の立ち姿は、頭から足まで一直線になっている

長く立っていると、それだけでどうにも疲れる……。こう感じる人は、立っているときの姿勢を改めよう。良い姿勢をキープする人は、それほど疲れを感じないものだ。

人間は直立二足歩行をする唯一の動物で、立つことは最も基本的な姿勢といえる。にもかかわらず、上手に立つことができない人が意外に多い。正しい姿勢を保っていないと、重力に対してバランスがうまく取れず、体重を支えるために筋肉を無駄に使って疲れてしまう。

では、疲れない人はどういった立ち方をしているのか。ひと言でいえば、体を一直線にして立っている。

こう聞くと、学校で習った「気をつけ」を思い浮かべるかもしれない。しかし、「気をつけ」は見た目はいいものの、人間の体の構造からいって、決して楽ではない

立ち方といえる。背すじをピンと伸ばして胸を張ることにより、肩の位置が後方にずれて、重心が後ろに傾きやすい。これでは無意識のうちにバランスを取ろうとして、筋肉に無駄な力が入ってしまう。

正しい立ち方は、背骨がS字状に緩やかにカーブし、くるぶし、ひざ、股関節、肩、耳を結ぶ線が、側面から見て一直線になっている姿勢。こうして立つと、湾曲した背骨がサスペンション役となり、前と後ろにかかる力を吸収しやすくなる。

「気をつけ」とは逆に、背骨が曲がっている猫背も、もちろん良くない立ち方だ。体の中心ラインよりも、耳が前にあり、上半身が後ろに傾くため、非常にバランスが悪い。「気をつけ」と同様、常に体のさまざまな筋肉が使われるので、ただ立っているだけでだんだん疲れてくる。

良くない立ち方は、体に負担のかかる姿勢とイコール。疲れやすいだけではなく、いつも同じ立ち方をしていると、腰痛や肩こりなどにもつながる。

肩や背中を丸めないで、地面からスッと垂直に立ち、かといって胸を張り過ぎないことを意識しよう。

長時間立っても疲れない人は、体の重心を頻繁に動かしている

デスクワークや営業で外回りをしている人に、1日中、立ったままで行う仕事が回ってきた。こうした場合、体の中心ラインを意識しながら立っていても、しだいに疲れがたまっていく。そこで、普段から立ち仕事をしている人の疲れない立ち方に習ってみよう。

立ち仕事に慣れている人が上手なのが重心の置き方。同じ姿勢を長く保っていると、筋肉に負担のない立ち方をしていても疲れてしまう。そこで、両足に均等に体重をかけず、体の重心をときどき動かしているものだ。

両足を左右だけでなくやや前後にも開き、交互に重心を置くのが疲れないポイントだ。片方の足だけに重心を置いていると、骨盤の歪みにつながるので、左右均等に重心を置き換えるといい。とにかく、同じ姿勢をキープし続けないようにすることだ。

椅子に深く腰をかけ、ひざの角度を90度以上に保つと疲れない

椅子に座っていれば、立っているときよりもエネルギーを使わないので、あまり疲れることはないはず。しかし、座ったままでデスクワークなどを長時間行ったら、なぜだか疲労がたまってしまう人もいる。

なぜ、椅子に座っているだけで疲れてしまうのか。まずは、良くない座り方から探ってみよう。

よくある姿勢が、無意識のうちに足を組んでいることだ。何となくカッコいいというイメージがあるが、体がひねられて相当に歪んだ状態になる。足を組むのがクセになると、体全体のバランスが崩れて、腰やひざにも悪影響が出かねない。骨盤がズレることから、尻が垂れやすくなるというデメリットもある。疲れたくないのなら、足は組まないで座るのが基本だと考えよう。

また、女性によく見られるのは、両ひざをくっつけて、そこから下をハの字型に開いた座り方。これではふくらはぎなどの負担が大きく、疲れがたまるにつれて猫背になる。首や肩の筋肉のこりにもつながる、やはりデメリットの大きな座り方だ。

長時間同じ姿勢を保っても疲れないようにするには、背もたれまで深く座ることが最も重要なポイントだ。こうすれば骨盤が無理のない角度を保ち、体のバランスが良くなって疲れにくくなる。

足の裏全体を床にしっかりつけるのも大事だ。両ひざと両足首を開き、ひざの角度は90度よりも広くする。その姿勢で、肩などの力を抜いてみよう。お手本になるのが、幕末維新の志士、坂本龍馬の椅子に座った写真。とても正しい座り方をしているので、インターネットで検索し、チェックすることをおすすめする。

女性の場合、両ひざと両足首をくっつけて座ってもいい。男性ではこの姿勢を保つのに余分な力が必要だが、女性は骨格的に負担が小さい。人の視線が気になるところでは、両ひざと両足首をきちんと閉じて、人目を気にしない場所では開いて座るのもいいいかもしれない。

パソコンを長時間使っても疲れない人は、モニターを目線よりもやや下側に置いている

パソコンを使ったデスクワークに就いている人は、どうしても目が疲れやすい。慢性的に目が疲れた眼精疲労になると、頭痛や肩こりといったさまざまなトラブルにもつながってしまう。

とはいえ、毎日のようにパソコンの画面に向かっていても、目の疲れを感じない人も少なくない。そういった人は、画面と目の位置関係を上手に調整していそうだ。

重要なのは画面の高さ。目線よりも高い位置に置くと、目が見開くことにより乾き、一層疲れやすくなってしまう。椅子の高さを調整し、目線よりも下を見るようにすれば、目の開き方は自然と抑えられ、ずっと楽に作業を続けられる。

ほかにも画面の明るさを調整したり、定期的に画面から目を離して休んだりと、目が疲れないような対策を忘れないようにしよう。

あぐらをかいても疲れない人の裏ワザ。お尻にクッションを敷いて座る

床に座るとき、男性はあぐらをかくことが多い。けれども、この姿勢を取ると、後ろにひっくり返らないように骨盤が後傾するため、腰椎にかかる負担が想像以上に大きくなる。バランスを取るために背中が丸まり、猫背になりやすいのも問題だ。

あぐらをかいても疲れない人はひと工夫。お尻の下に、二つ折りにした座布団やクッションを敷いている。こうすれば腰の位置が高くなるので、骨盤が自然な状態で立ち、腰が疲れにくくなり背すじも適度に伸びる。

女性がよくする「横座り」も、非常に疲れやすい姿勢だ。骨盤の左右にかかる負荷が大きく変わるので、座っていても腰は休まらない。いつも同じ側に足を崩していると、骨盤がゆがんだ状態で固まる恐れもある。腰や背中、肩などの痛みにもつながるので、あぐら以上に横座りはＮＧだ。

長い距離を歩いても疲れない。そういった人の歩幅がやや狭い理由

大股でサッサッと歩く人はカッコ良く、1本の線上を颯爽と進むような「モデル歩き」は美しい。ただ、長時間続けると、いずれも疲れてしまうのは避けられない。

疲れない歩き方のポイントは、歩幅を狭めにして、逆に左右の足幅はやや広くして足をスムーズに動かし、足の裏全体で着地すること。これらを心がけると、長時間歩いても疲れはそれほどたまらないものだ。

大股で歩くと疲れやすい大きな理由は、エネルギーを無駄に使うからだ。かかとから力強く着地するのも問題で、足を前に振り出す際、足首の角度が鋭角になるので、ふくらはぎの筋肉に無駄な負荷がかかる。また、「モデル歩き」は足の運びに無理があり、腰を振ってエネルギーを余分に使うのも良くない。

自分の歩き方を見直し、疲れない省エネ歩行を身につけてはどうだろう。

ヒールのある靴を履いたときは、1本の線の上を真っすぐに歩く

小股気味にして、足の幅をやや開き、足の裏全体で着地。これらをしっかり意識すれば、長い距離を歩いても疲れにくいものだ。とはいえ、例外はある。ヒールの高い靴を履いている場合、この歩き方では体重移動が不安定になり、とくに左右の足幅を広げると足首がグラグラしやすい。

ヒールの高い靴を履いてもそれほど疲れない人は、じつは本来ならNGの「モデル歩き」をしている。スニーカーや底の平らな革靴とは違って、1本の線上を歩くようにするのが体を安定させるコツなのだ。つま先とかかとは同時に着地。このとき、つま先をやや外側を向けるとグラグラしにくい。

「モデル歩き」は、ヒールの高い靴が映えるエレガントな歩き方でもある。ただ、やはり長距離歩行には向かないことは覚えておこう。

腕を大きく後ろに振る人は、疲れ知らずのウォーキングができる

誰でもどこでもできるウォーキングは、とても優れた有酸素運動。1日8000歩ほどを目標にするといいが、さほど歩かないうちに疲れてしまう人は少なくない。一方、長時間のウォーキングをしても、ほど良い疲れしか感じない人もいる。この違いはどこにあるのだろうか。

すぐに疲れる人は、歩くときのフォームを確認してみよう。重要なチェックポイントは腕の振り方で、前に振ることだけを意識しているのではないか。疲れ知らずで歩ける人は、腕を前後に大きく振っているはずだ。

腕と足の動きは連動している。このため、腕を前に大きく振るだけでは、後ろ足で地面をしっかり蹴りにくいのだ。ウォーキングのときは、腕を後ろにも大きく振るのが大事。これで足の運びが力強くなり、リズム良く、疲れないで歩くことができる。

長い階段を上っても疲れない人は、なぜ足元を見ていないのか？

エスカレーターのない長い階段。ため息をつきながら足を重たそうに運ぶ人がいれば、平気でスイスイ上っていく人もいる。両者の体の使い方は、どう違うのだろうか。

階段を上るときに疲れやすい人は、姿勢が良くないことが多い。典型的なのは、足元を見ようと目線を下に向けるケースだ。これではどうしてもうつむき加減になって、前傾姿勢を取ってしまう。

前かがみになると、重心のラインが体の中心よりもズレるため、体重を支えるエネルギーが余分に必要になる。それだけではなく、股関節の負担が大きい姿勢なので、周辺の筋肉に痛みを感じることもある。

足を階段のステップにどのように置くのかも重要だ。よく見られるのは、つま先だけをステップにかける上り方。こうした足の運び方をすると、ひざが前に突き出てしまう。わざわざ足の筋肉を疲れやすくしているようなものだ。ひざへの負担も大きく、いつもこういった上り方をしていると、ひざ関節のトラブルを引き起こす可能性もある。

一方、階段を上っても疲れない人は、どのような体の使い方をしているのか。疲れる人と大きく違うのは、体が前傾姿勢になっていないことだ。

真っすぐな姿勢を保つには目線が大事。これから踏もうとするステップではなく、数段上のほうを見るようにすれば、前かがみにならないで済む。重心が体の中心ラインにあり、必要最小限のエネルギーしか使わないので、少々長い階段を上っても疲れることはない。

ステップへの足の運びは、つま先だけをかけるのではなく、かかとまでしっかり踏み込むようにしよう。こうすると体重が真下にかかるので、力をさほど使わないで上っていける。前傾姿勢と違って、ひざが前に突き出ないので、ひざ関節を痛めることもない。

階段を使うと体力アップもできる。理にかなった上り方で、無理なく鍛えよう。

大きな音を立てて階段を下る人は疲れやすく、静かに下っていく人は疲れない

階段は上りだけではなく、下るときにも筋肉を相当使う。長い階段を下っても疲れない人は、すぐに疲れてしまう人と比べて、とにかく足の運び方が違う。

疲れない人は、あまり音を立てず、「トン、トン、トン……」と静かに下りていく。これに対して、疲れやすい人は「ドン、ドン、ドン……」と大きな音を立てる。当然、足が受ける衝撃は後者のほうがずっと大きく、疲れやすいのも無理はない。

姿勢もやはり重要な要素。疲れない人は、重心を体の中心にしっかり置いている。一方、足元を見ようと前かがみになると、重心がズレて余計な筋力が必要になるので疲れてしまう。

体を真っすぐに保ち、音を立てないようにして、足を下のステップに置く。これらを意識すれば、長い階段を下っても疲れないはずだ。

電車で立っても疲れない人は、揺れに合わせてつま先の向きをサッと変える

電車通勤をする人は、座れるか座れないかで、体力の消耗度合いが大きく変わる。とはいえ、足腰がそれほど頑丈ではなくても、電車で立つのを苦にしていない人もいる。揺れにうまく対応するコツを知っているからだ。

電車で上手に立つ人は、いつでも揺れに対応できるように、体に余計な力を入れない。そして電車がカーブに入ったり、ブレーキをかけたりしたとき、それに合わせて体を微妙に動かす。例えば、体が右方向に持っていかれそうな場合、つま先を右のほうにすっと向けるのだ。これで体にかかる負荷を相当抑えることができる。

瞬時に対応するのは難しそうと思う人は、足を逆ハの字型に開き、進行方向に向かって45度ほどの角度で立つといい。この立ち方をすると、前後左右のいずれの揺れにも対応しやすくなるので、足腰に余分な力を使わないで済む。

電車の吊り革は、2~3本の指で軽く握っている

電車で座れないときには、吊り革を握って立つことが多い。このとき、突然の揺れに対応できるようにと、すべての指を使ってギュッと握ってはいないだろうか。しかし、こうすると意外な場所の筋肉が疲れやすくなる。

指のなかでも、親指と人差し指に力を込めると、首から肩にかけての筋肉が緊張する。この関係性から、電車で立っているとき、力を込めて吊り革を握り続けていると、あとで肩こりに悩まされるかもしれない。

吊り革を持って立っても疲れない人は、じつは5本の指は使わない。中指と薬指だけ、それだけではちょっと不安なら小指も加え、2本からせいぜい3本の指で吊り革を持つ。こうすれば、首や肩の負担が軽減されて、ずっと疲れにくくなる。「吊り革を握る」のではなく、「吊り革に引っかける」ようなイメージで持つのがコツだ。

重いカバンは体の真横ではなく、やや後ろ側で手首を返して持つ

ノートパソコンや資料の詰まったビジネスバッグ、あるいはペットボトルやワインの瓶、缶ビール6本パックなどが入った買い物バッグ。こういった重たいバッグを持って歩いていると、当然、腕に疲れがたまっていく。どうすれば、もっと楽に持てるのだろうか。

重たいバッグを持っても疲れないコツのひとつは、腕を体に密着させることだ。こうすると鞄の位置が骨盤に近くなり、重心が安定するので、無駄な力を使わないで持てるようになる。

重たいバッグはつい利き手のほうで持ちたくなるが、片方の手で持ちっぱなしにするのはＮＧだ。一方への体の傾きが長く続き、左右のバランスが崩れてしまう。利き手ではないほうの手でも持つことが大切だ。

もうひとつ、重たいバッグを上手に持つ人の裏ワザを紹介しよう。バッグを持つ手首を返して、手の甲を体にくっつけるようにして持つ方法だ。こうすれば肩甲骨が開いて、背中の大きな筋肉も使えるので、手の甲を外側にする普通の持ち方よりも楽に持つことができる。

ショルダータイプのバッグを持つ機会が多い人もいるだろう。重たいものが入っている場合、やはりバッグの位置がポイントとなる。

最も楽に持てるのは、バッグが体の重心と同じ高さにあるとき。立ったときの重心はへそあたりかと思うかもしれないが、実際にはそれよりも指3本ほど下にある。この高さにバッグが収まるように、肩ひもの位置を調整しよう。

重たいショルダーバッグは、体に対する負担がかなり大きいので要注意だ。例えば右肩にかけて持った場合、その負荷に耐えようと、右肩に力が入って上がりやすい。一方、反対側の左肩は下がるので、体のバランスが悪くなる。

手で持つバッグと同じように、ショルダータイプのバッグも、ときどき左右で持ち替えるようにしよう。

楽にリュックを背負っている人は、ベルトを短めにして背中に密着させている

近年、リュックサックは若者やアウトドア愛好者だけの持ち物ではなく、通勤に使われることも増えてきた。電車内では後ろに背負うのか、前で持つのかといった議論もあるが、ここでは基本である背負い方について考えてみよう。

リュックサックは、誤った使い方をすると意外に疲れやすいものだ。とくに体の負担が大きくなるのが、ベルトを長めにして背負ったとき。ベルトが短い場合と比べて、荷物の重さに体が後ろに引っ張られやすくなる。このため体が反り気味になり、崩れたバランスを取ろうとして、頭は逆に前に突き出て猫背になりやすい。この姿勢を長く保ったら、疲れてしまうのも無理はないだろう。

リュックサックを愛用しても全然疲れない人は、ベルトを短めにしているはずだ。こうすればリュックが背中に密着し、楽に背負うことができる。

立ってスマホを使うあの人は、なぜ体を斜めにしているのか？

スマホを座って使うとき、気づかないうちに猫背になっている人が非常に多い。これはスマホを胸の位置で持っているからだ。この姿勢を取ると、目線が下に向くので、どうしても背中が丸まって首が突き出てしまう。疲れるのも当然で、首や肩がこる原因にもなる。一方、スマホを使っても疲れない人は、目の高さの近くまで上げて持つ。この姿勢を取るとうつむかないで済み、体の負担がずっと小さくなる。

立っているときも、持ち方によって疲労の具合は随分変わってくる。疲れやすいのは、体の正面で持ったとき。肩が体よりも前に出る「巻き肩」になりやすいので、やはり疲れや肩こりにつながってしまう。立って使うときは、スマホを正面ではなく、右手で持ったら右寄り、左手なら左寄りの斜め前方向で持つといい。これなら巻き肩にならないので、楽に持つことができる。

料理は闘い？　キッチン台に「ファイティングポーズ」で立つ人は疲れない

料理はほとんどが立ち仕事のうえに、うつむいて行う作業も多いので、疲れやすいのは当たり前。こう思う人は、疲れることなく料理をこなす人の姿勢に学んでみよう。ほとんどの人は、キッチン台に立つとき、体の正面を向けているのではないか。じつは、これが大間違いの姿勢。疲れないで楽しく料理をする人は、片足をやや前に出している。格闘技で相手に向かうときの立ち方と同じで、右利きの人は左足を、左利きの人は右足を前に出すと体が安定する。いわば、キッチン台に向かって、ファイティングポーズを取るわけだ。

こうして立つと、体の正面で作業するよりも、利き手をずっと自由に使える。キッチン台から少し離れるので、それほどうつむかなくても、まな板やフライパンを見ることができるのもメリットだ。これからの料理の基本姿勢にしてみよう。

チャーハンを作っても腕が疲れないのは、ひじを体にくっつけて中華鍋を振るから

料理の作業のなかでも疲れやすいのが、中華鍋やフライパンで炒め物を作るとき。なかでも大変なのがチャーハンの調理だ。パラパラに仕上げようと、中華鍋を大きく振るたびに、手首や腕に大きな負荷がかかる。腕力の弱い人なら、腕がパンパンになり、肩も痛くなってしまうかもしれない。

ところが、調理のコツを知っている人は、重たい中華鍋を振ってもそれほど疲れない。ポイントは、中華鍋を持つ腕を体にくっつけることだ。そして、肩から動かすように意識して中華鍋を振る。こうすれば腕を体が支えてくれるので、腕力だけで振る場合と比べて、疲れの度合いがまったく違う。

こういったフライパンや鍋を使うときも、利き手を自由に使える「ファイティングポーズ」を取ることを忘れないようにしよう。

第4章

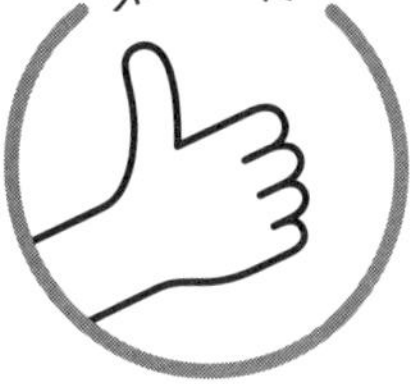

疲れない人の「体メンテナンス」の習慣、ぜんぶ集めました。

疲れたときこそ体を動かす。
デスクワーク中に目をぐるぐる回す。
座ったままでこっそりヨガ。
体メンテナンスのコツを
疲れない人に伝授してもらおう。

寝る前には「ゆるストレッチ」心も体もリラックスしてすぐ眠れる

疲れを取るには、体を休めるのがいちばん。けれども、あえて体を動かして、疲れをほぐすのも効果的だ。有効なのがストレッチで、その効果をよく知っている人は、1日の疲れをしっかり癒してから寝床に入っている。

ストレッチとは「伸ばす」という意味。筋肉や関節をゆっくり伸ばすことにより、血液の流れが促され、全身の隅々にまで栄養が行きわたる。運動前の準備運動や、運動後の整理運動というイメージがあるが、じつは疲労回復や血糖値上昇の予防、肩こりや腰痛の改善などにも効果がある。

ストレッチは運動の一種ではあるが、激しく体を動かすわけではない。やっているうちに心身ともにリラックスし、自律神経が交感神経から副交感神経に切り替わる。これで体が休息モードに入るので、寝床に入ると速やかに眠気が訪れ、質の良い睡眠を得ることができる。

では、寝る前に疲れを癒し、快眠につなげられるストレッチを紹介しよう。

■仰向け背伸びストレッチ……仰向けになって、万歳のように両手を上に伸ばす。両足は自然な感じにやや開く。その姿勢から、手足の指先をグ～と伸ばす。深く呼吸をしながら10秒間伸ばしたあと、一気に全身の力を抜く。

■仰向け足腰ひねり……仰向けになって両足をやや開き、両手を横に広げて手のひらを床につける。その姿勢から片方の足を直角に曲げて、腰をひねって反対側に持っていく。肩と手のひらはつけたままにする。5～10秒キープして戻す。反対側も同じようにする。

■仰向け片足引き寄せ……仰向けになり、片方のひざを曲げて両手で抱え、胸のほうに引き寄せる。10秒キープして戻す。反対の足も同じようにする。

これらのストレッチは、ゆるめに行うのが肝心。力を込めて一生懸命にやると交感神経が優位になり、目が冴えて眠れなくなってしまう。無理をしないで、体を伸ばしたときに「気持ちいい」と感じるところでとめるようにしよう。

疲れたらあえて体を軽く動かし、体にたまった疲労物質を排出

1日中、外回りの仕事をしたり、立ち続けたり、外出してよく歩いたり。こうして疲れたときは、とにかく休養することが大切。何もしないで、ゆっくり体を休ませるのがいちばん。

このように思っている人は多そうだが、疲れを上手に解消できる人の考え方は違う。体を休めるよりも、積極的に体を動かそうと心がけているのだ。

疲れているとき、あえて軽めの運動をすることを「アクティブレスト」という。日本語では「積極的休養」。もともとは運動選手が疲れを素早く癒し、体調を整えるために考え出された疲労回復法だ。

疲れたときには、疲労物質が体にたまっている。これを早く排出するには、血流を促さなければならない。ただ休んでいるだけでは、筋肉の休養にはなるものの、疲労

物質はたまったままになってしまう。

そこで、軽めの運動をして血流を改善し、新陳代謝を促して疲労を回復させようというわけだ。血液に含まれた栄養が筋肉に行きわたるため、翌日の筋肉痛も抑えることができる。

アクティブレストとしての運動は、誰にでもできる軽めのものでＯＫ。代表的なものはストレッチで、疲れた日には「ゆるストレッチ」で紹介したメニューなどを試してみるといい。

有酸素運動も疲れを取る効果が大きい。体力づくりを主眼にしないで、アクティブレストとして行う場合は、それほど早足ではないウォーキングで十分だ。強い負荷をかけないように、息が上がらない程度の運動強度を保とう。

プールでの歩行も、優れたアクティブレストといえる。全力で泳がないのがポイントで、疲労回復をメインにする場合は、あまり頑張らないほうがいい。水を利用するのなら、さらに手軽なのがぬるめのお湯にゆっくり浸かること。水圧がかかって血流が良くなり、疲労物質がじんわり洗い流されていく。

スタンフォード大学の一流アスリートのお墨付き！
疲れない体になる「腹圧呼吸」を実践

米国カリフォルニア州のスタンフォード大学は、世界でも屈指の名門大学。スポーツの分野でも超一流で、２０２１年の東京オリンピックでは出身者10人が金メダリストに輝いた。

このスタンフォード大学のアスリートたちが、疲労回復に効果大として実践しているのが「ＩＡＰ呼吸法」。ＩＡＰとは「Intra-Abdominal Pressure」の略で、腹腔内の圧力のことだ。日本語では「腹圧呼吸法」とされる。腹腔は胃腸などの内臓を収める空間。その圧力を高く保とうとするのが、腹圧呼吸法の特徴だ。

腹式呼吸と名がよく似ているが、両者はまったく異なる。腹式呼吸は息を吐くときにお腹をへこませる。しかし、腹圧呼吸では息を吸うときも吐くときもふくらませたままで、常にお腹まわりをパンパンの固い状態に保つのだ。

腹圧が高まった状態をキープすると、体の中心となっている体幹と脊柱が安定し、良い姿勢を保てるようになる。その結果、体幹を貫いている中枢神経の働きが良くなり、体をスムーズに動かせる。無駄な動きもなくなるので、疲れにくくケガをしにくい体になる、というのが腹圧呼吸法の考え方だ。

この腹圧呼吸法は、一般の人が取り入れても有効だという。自律神経が集まっている横隔膜を刺激し、ゆっくり呼吸することによって、交感神経から副交感神経に切り替えられるからだ。快眠を得るために、試してみてはどうだろう。

まず、椅子に深く座り、体を真っすぐにして、両耳と左右の肩を床と平行になるよう整え、腰に近い脇腹に両手を置く。両足は腰の幅に開き、ひざを90度の角度で曲げる。この姿勢で、5秒かけて鼻から大きく息を吸い、次に5〜7秒かけて口からゆっくり吐く。

最大のポイントは、息を吐くときにもお腹がふくらんだ状態をキープすること。脇腹に置いた手で確認しながら呼吸しよう。この腹圧式呼吸法を5回繰り返す。寝床に入る前に行うと、リラックスして眠りにつきやすくなりそうだ。

肩甲骨をストレッチで刺激し、「エネルギー工場」のミトコンドリアを活性化！

体のほぼすべての細胞にあるミトコンドリア。「体のエネルギー工場」ともいわれる重要な細胞内小器官で、脂肪や糖を使って、体を動かす「ATP（アデノシン三リン酸）」を作る。このためミトコンドリアが減ると、エネルギーをうまく作り出せないので疲れやすくなってしまう。

この体の仕組みを理解している人は、毎日、肩甲骨のストレッチを欠かさない。ミトコンドリアは肩甲骨まわりの褐色脂肪細胞に多く、これを刺激すると増えることがわかっているからだ。

肩甲骨のストレッチの仕方は、両手を腰に当てて立ち、ゆっくりと両ひじを背中の後ろで近づけるだけ。このストレッチを5回ほど行うと、ミトコンドリアが増えて、活発にATPを作ってくれる。脂肪が減ることから、ダイエットにも有効だ。

疲れないカラダを手に入れるのは、腕立て伏せよりもスクワットをする人

フィットネスジムには通っていなくても、家で地道に筋トレをしている人は多いだろう。健康づくり、あるいはスタイルづくりのために、週に何回か、自分の体重を使った運動に励む。

そういった人たちがよく行っているのは、とくに男性の場合は腕立て伏せ。たくましい腕と分厚い胸を手に入れようというわけだ。また、近年は体幹が注目されており、男女問わず、腹筋運動も人気が高い。

筋トレは続けることが肝心。週3回ほど行ううちに、以前よりも筋肉の量は確実に増えていく。体が変わってきたようだと思うと、一層やる気が出て、ますます精が出るようになる。

ただし、疲れない体に改造したいのなら、鍛えるべきところは腕や胸、体幹ではな

い。筋肉の量を比べると、腕よりも足腰のほうがずっと大きい。一方、体幹については、ついている筋肉の量は下半身とそれほど変わらないのでは？と思う人がいるかもしれない。

しかし、体幹部分の大半は胃腸や肝臓、肺などの内臓で占められている。体幹の筋肉は、体全体の15％程度しかないのだ。一方、下半身には男性では体全体の約60％、女性では約70％もの筋肉が集まっている。

やはり、真っ先に鍛えたいのは下半身。疲れ知らずで元気な人は、足腰ががっしりしているはずだ。下半身の筋肉量が増えると、立っていても歩いていても疲れにくくなる。50代からは全身の筋肉量が毎年0・5～1％も減っていくので、中高年はなおさら下半身の筋トレを行って、大きな筋肉を保つ必要がある。

下半身を鍛えたいなら、スクワットがいちばんだ。足を肩幅に開き、つま先とひざが同じ方向を向くように立って、ゆっくりお尻を下げ上げする。10回3セットが目安だが、体力のない人は5回3セットくらいからはじめてもかまわない。疲れない体を手に入れるため、ぜひ習慣に取り入れてみよう。

デスクワークで目が疲れてきたら、目をぐるぐる動かして筋肉を刺激

デスクワークで終日、パソコンを操作している部署。同僚がときどき、パチパチと妙に強めのまばたきをしているかもしれないが、見ていないふりをしよう。目の疲れを癒そうとストレッチをしているだけだ。

パソコンやスマホを長時間、見続けていると、目の中でピントを合わせる役目をする毛様体筋が緊張する。この状態が長くなると疲れ目につながり、ひどい場合は肩こりや頭痛、めまいなどが起こってしまう。

疲れ目の予防には、緊張した毛様体筋をストレッチでゆるめるのが効果的だ。目のストレッチのひとつがまばたき。リズミカルに開けたり閉じたり、ときどきギュッと目をつむったりしているうちに、固くなっていた毛様体筋がほぐれていく。

目をパチパチさせていると、しだいに涙が出てくるのもメリットだ。パソコンをじ

っと見ていると、まばたきが少なくなって、目が乾きがちになる。これも目に負担の大きな状態で、涙で潤してあげるのがいちばんの対策だ。

まばたきに加えて、顔を正面に向けたままで前後、左右、斜め方向と、いろいろなところを見るのも目のストレッチになる。さらに、眼球をぐるぐる回すストレッチも効果的だ。右回り、左回りの両方の動かし方をしてみよう。

複数のストレッチを行うことにより、目のまわりの筋肉が軟らかくほぐれ、疲れ目の症状が楽になっていく。いずれも椅子に座ったままでできるので、1時間に1回ほど、パソコンから目を離して試してみよう。

目が疲れたときには、眼球のマッサージもおすすめだ。目を閉じて、まぶたの上に指を置き、決して力を入れずに優しく眼球を押したり、上下、左右にほんの少し動かしたりする。こうしたマッサージも、やはり毛様体筋をほぐすのに有効だ。

また、加湿器を使って部屋の湿度を上げておくと、目の乾燥を防げるので疲れにくくなる。できるなら、フェイスタオルを濡らして電子レンジで1分ほど加熱し、その蒸しタオルで目を温めるといい。こうすると、疲れがじわじわ消えていく。

終日デスクワークをしても眼が疲れない人は、仕事をしているふりをして遠くを見る

デスクワークによる目の疲れを防ぐには、近くを見る作業を連続させないことが大事になる。パソコンを見続けても疲れ目とは無縁な人は、仕事をしているふりをして、こっそり目を休ませているはずだ。

疲れ目防止の大きなポイントは、パソコンの画面から目を離して遠くを見ることだ。遠くにピントを合わせると、毛様体筋の緊張がゆるんで、目の負担が軽くなっていく。「遠く」というのは6m以上。窓の外を見るのがいちばんだが、そうした環境にない場合は、離れた壁にかけられた時計やカレンダーなどを見るといい。

ときどき、目をしっかり休ませてあげることも忘れてはいけない。30分に1回、20秒以上は画面から目を離し、窓の外の風景などの遠くを見る。あるいは1時間に1回、1分ほど目を閉じる。こういった目の休養も定期的に行うようにしよう。

首や肩がこりやすい人は、首まわりを気持ち良くほぐして対処する

パソコンやスマホを使っているときには、首が前に突き出たり、顔が下を向いたりする姿勢になりやすい。長時間、こうした姿勢を続けていると、首や肩の筋肉が緊張してこわばってしまう。首や肩のこりを予防するには、早めに対処することが大切だ。首を回したり、肩をトントンと叩くだけでは不十分。筋肉の緊張を上手にほぐせる人は、鎖骨周辺と首を集中的に刺激する。

ほぐすターゲットは鎖骨から首、耳の後ろまで拡がる胸鎖乳突筋《きょうさにゅうとつきん》。まず、胸の前で両手を交差させ、指を鎖骨に当てる。そして、鎖骨を両手で下に向かって引く。次に首を右側に45度傾ける。その姿勢から首を回して斜め左側を見る。反対側も同じようにストレッチ。これで胸鎖乳突筋がほぐれ、首の緊張が解けて楽になる。ちょっと首が疲れたな、と感じたときに試してみよう。

体の不調を早めに把握できる人は、「ボディスキャン」瞑想法を行っている

心や脳の疲れを取る方法として、近年、世界的に注目されているマインドフルネス。いまこの瞬間に集中し、自分に起こっている感覚や感情をそのまま受け入れ、雑念に振り回されないようにする瞑想法と説明される。

ゆっくり呼吸をしながら、自分のいまの体の状態や感覚、感情などを見つめるのがマインドフルネスの基本。うまくできるようになると、脳が休まって、心が静かに整えられ、ストレスや悩みごとから解放される。自律神経のバランスも良くなって、心身ともに疲れにくくなる。

このマインドフルネスの一種で、心身の疲れを解消するのに一層有効な「ボディスキャン」という瞑想方法がある。

自分の体の状態に意識を集中して、さまざまな部分をスキャンするようにチェック

し、不調なところを早めに発見しようというのがボディスキャンの狙いだ。朝起きてすぐと、仕事などから帰宅したあとの1日2回行っている人は、疲れ知らずで元気に毎日を過ごしているものだ。とても有効な瞑想方法なので、ぜひ試してみよう。

①足を肩幅に開いて立つ。椅子に座る場合、背すじを伸ばして座る。

②軽く目を閉じて、ゆっくり呼吸をする。

③頭の上から光が入ってくることをイメージする。

④まず頭をスキャン。髪や皮膚に意識を集中し、どういう状態にあるのかを心で見つめる。

⑤うまく意識を集中できず、重くて不快な感覚があれば、緊張している証拠。呼吸とともに緊張を吐き出すようにイメージする。

⑥頭の次は、目、鼻、耳、口まわりを意識してスキャンする。

⑦同様に首、肩、胸、お腹、背中、お尻、脚と全身をスキャンして不調を探る。不快な感覚や違和感、重たく感じる部分があったら、そこが疲れているはず。早めにマッサージなどのケアをして、正常な状態に戻すようにしよう。

終日のデスクワークでも疲れを感じない人は、とくに用がなくても立ち上がる

1日中、椅子に座りっぱなしのデスクワークは、想像以上に体に良くない。じっと動かない状態が続くと、体の新陳代謝が悪くなり、血行もとどこおる。脳に送られる血流が少なくなると、頭がボ～ッとして集中力が低下し、体も妙に疲れを感じるようになってしまう。

座りっぱなしは、ただ疲れるだけではない。座ったままのバスの運転手は、立って仕事をする車掌と比べて、心臓病の発症率が2倍も高かったという報告がある。また、1時間座り続けているだけで、余命が22分短くなってしまうという研究も有名だ。

デスクワークをしても疲れない人は、1時間に1回ほど、意識して立ち上がっている。トイレに行く、お茶をいれるなど、ついでに何かをするといいだろう。人から見えないスペースに行ったら、血行を促すために足の屈伸運動もしてみよう。

姿勢が良くて疲れない人は、1日のうちに何回も「背伸び」をしている

運動不足やスマホの使い過ぎなどから、顔が体の前に突き出て、背中が丸まっている猫背の人が増えている。常に前かがみの姿勢でいると、体のバランスを保つのに無駄な筋力を使う。このため、背すじが伸びた人と比べて疲れやすく、肩こりや腰痛などにもつながりやすい。背骨が歪むと自律神経のバランスが悪くなり、寝床に入っても気がたかぶって眠れなくなるなど、疲れがたまる大きな原因になってしまう。

姿勢のいい人のなかには、たびたび背伸びをして、背骨の歪みを直している人もいるはずだ。そうした背すじが真っ直ぐな人の習慣に習ってみよう。背伸びは最も簡単なストレッチだから、誰にでもできる。両手の指を組んで頭の上に上げ、手のひら側を上にしてグ～と伸ばすだけだ。30秒ほど伸ばし続けたら、一層高い効果が期待できる。寝起きの背伸びからはじめ、1日のうちに何回も行ってみよう。

椅子に座りっぱなしで疲れたら、ヨガのポーズで体を癒す

デスクワークで疲れやストレスを感じても、仕事だから仕方がないと、引き続きパソコンや書類に向かい続ける。こうした仕事のスタイルでは、疲れがたまる一方だ。上手に疲れをほぐし、ストレスを解消できる人は、自分なりのリラックス方法を身につけている。そのひとつがヨガだ。

椅子に座ったままでもできるポーズがあるので、ぜひ試してみよう。まず、太ももに手を置いて、息を吐きつつ首から腰までをゆっくり丸めていく。次に、息をゆっくり吸いながら、胸を開くことを意識して背中を伸ばしていく。

息を深く吸って吐く呼吸により、副交感神経が優位になって、ストレスでこわばっていた心身が楽になっていく。適度な体の動きによって、血流が促されるので、背中や肩、腕などの疲れも癒される。職場で疲れを感じたときにおすすめだ。

ストレスで心身ともに疲れた……
そんな夜はハーブの香りでリフレッシュする

仕事に忙殺された、あるいはトラブルで大変だった。そういった平穏ではない1日の夜、ハーブの香りで心身の疲れを癒し、リフレッシュしている人は少なくない。

ハーブの香りをかぐと、嗅覚の刺激が脳に伝わり、自律神経やホルモン分泌、心の動きなどが好ましい影響を受ける。香りの成分が肺から血液に入り、全身をめぐることによって、さまざまな薬効も期待できる。

強いストレスや人間関係の悩みなどで疲れたときには、ストレス緩和効果のあるジャスミン、睡眠の改善に効くカモミールやフェンネル、レモンバーム、抗うつ作用を持つクローブなどの香りを利用してみたい。

手軽に使えるのはハーブティーで、成分を配合したハンドクリームもいいだろう。精油は効能が一層強いが、その分、取り扱いには十分注意しよう。

第5章

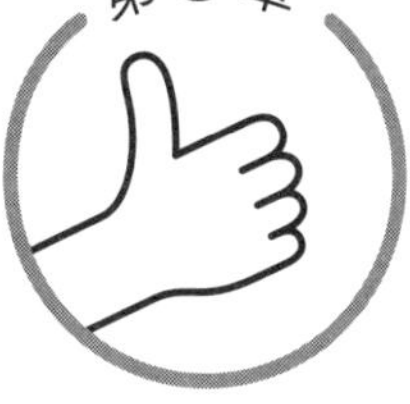

疲れない人の「考え方」の習慣、ぜんぶ集めました。

「すみません」ではなく「ありがとう」
「しまった」ではなく「やっちゃった」
ストレスをためず、
心身ともに疲れない人の
ポジティブな考え方に学ぼう。

コントロールできないことに悩むのは無駄だと思っている人は強い

明日のプレゼン、反応が鈍かったらどうしよう……。必要な資料はすべてそろえ、質問を想定して答えも考えているのに、こう思い悩む人がいる。寝床に入ってもなかなか寝つけず、疲れをためたまま朝を迎えてしまう。これほど無駄なことはない。

野球のイチロー選手はメジャーリーグで首位打者争いをしたとき、「相手をコントロールするのは不可能。意識することはない」と答えた。また、ヤンキースで活躍した松井秀喜選手は、マスコミの報道について、「コントロールできないことに関心は持たない」と話した。

いろいろと考え過ぎて、思い悩むことの多い人は、偉大な両選手の姿勢に見習ってみるといい。ある悩みごとができたとき、それはコントロールできるものなのか、と自分に問いかけてみる。できないのであれば、もう考えるのはやめよう。

「～べき」と言わない人は落ち込まず、人間関係のストレスもない

自分の心をネガティブな方向に追い込んだり、人と衝突してストレスをため込んだりしない人は、「～べき」という言葉を使わない。

「夜は11時半には寝るべき」「毎日、少しでも運動をするべき」「毎食、緑黄色野菜を食べるべき」などと自分に言い聞かせていると、しだいに心が追い詰められていく。

こういった人は真面目だから、「～べき」が達成できなかったときには、自分を情けなく感じ、落ち込んでしまうことだろう。

他人に対して、「～べき」を使うのも良くない。「こうあるべき」と信じる範囲から人の言動が外れた場合、そうではないという思いが高まり、反発や反論をして人間関係を悪化させやすい。「～べき」の考え方は自分にも他人にも良くない。心を疲れさせないために、その思考から抜け出すようにしよう。

頑張ってもできないことは「しょうがない」と笑って受け流す

心を楽にして生きられない人のなかには、どのようなことにも目いっぱい頑張るタイプが少なくない。難しい案件を任せられたのだから、はじめての部署で働くのだから、大勢が集まる会の幹事に指名されたから……などと、とにかくここが頑張りどころだと思って、自分を追い込んでいく。

こうした真面目な完璧主義者は、最初からアクセルを全開にして物事に取り組み、自分のキャパシティを超えてもどんどん突っ走っていく。そして、無理をし過ぎて心身に疲労がたまり、ある日突然パンクしてしまう。

このタイプだと自覚する人は、ほどほどに頑張る人に学んではどうだろう。頑張ってもできないと思ったら、「しょうがない」「こんなときもある」とあきらめる。現状を素直に受け入れることも、元気に生きていくうえで大切だ。

楽に生きられる人は、まわりから「いい人」と思われなくても平気

「いい人」とよく言われる人がいる。誰にでも優しく、面倒見が良くて、人の嫌がる仕事もいとわない。これがその人の本当の個性なら、何の問題もない。

しかし、「いい人」と言われるたびに、何か引っかかるものがある場合はどうか。だって、嫌われたくないから……。いい人を演じているだけなんだけど……。こう心のなかで思うようなら、毎日、ストレスを感じながら生きていることになる。自分を制限し、「いい人」のふりをし続けて、心がすり減らないわけはない。

自分の個性を素直に出せる人は、楽な気持ちで生きている。「いい人」と呼ばれて引っかかる人は、その方向にシフトしてはどうだろう。他人からの評価に重きを置かないようにするのだ。自分をすぐに大きく変えるのは難しいから、少しずつでいい。自分らしさを出せるにしたがって、心もしだいに楽になっていく。

失敗したら「しまった…」ではなく、「やっちゃった」と笑う人に学ぶ

仕事でもプライベートでも、やることすべてが成功するわけはない。しっかり努力しても、入念に準備をしていても、ときには失敗するときもある。

大事なのは、失敗したときにどうするか。うまくいかなかったことをひどく悔やみ、大いに恥じて、自分を責めたら心が辛くなっていくばかり。次に何かにトライするときも、失敗したらどうしよう……という気持ちが浮かんで及び腰になる。そうした自分が嫌になり、大きなストレスになって、心が沈んでいくだろう。

疲れた心をひきずらないためには、失敗しても思い悩まないのがいちばんだ。今回は失敗しちゃったな、と笑い飛ばせる人なら心が病むことはない。どうしても笑えないなら、口角を上げて笑うふりをしてみよう。これだけでも心が少し明るくなって、どんどん落ち込むのを防げるはずだ。

「すみません」ではなく「ありがとう」。それがストレスフリーの秘訣

「すみません」と「ありがとう」。人と話す際、どちらの言葉を多く使っているだろうか。人間関係で悩むことなく、ストレスで心を疲れさせない人は、「ありがとう」のほうをずっと多く口にしているはずだ。

「すみません」は便利な言葉で、感謝の思いを伝える場合でも使える。しかし、「ありがとう」とは違って、「お手をわずらわせて……」といったニュアンスも含まれる。感謝の気持ちが相手にストレートに伝わるのは、やはり「すみません」ではなく「ありがとう」と言ったときだ。

いままで「すみません」と口にしていたシーンで、これからは「ありがとう」と言ってみよう。本当の気持ちを伝えられるので楽になり、相手も自分はいいことをしたのだとうれしくなる。簡単な言い換えだが、人間関係が円滑になる効果は高い。

モヤモヤを引きずらない人は、気になることを紙に書いて客観視する

知人の態度が何だか偉そうに見えたり、理由はわからないが仕事がはかどらなかったり、最近なぜだか妻（夫）が妙に冷たかったり……。

このようなモヤモヤした気持ちは持ちたくないものだ。心がネガティブな状態に陥り、どんどん苦しくなっていく。こうしたとき、気分を落ち込ませない人は、モヤモヤをはっきりした形にしようと試みる。なぜ、いまのような気持ちになっているのか、紙に書き出してみるのだ。

長い文章にするよりも、気がついたことをひとつずつ箇条書きにしたほうが、全体像がわかりやすくなる。紙に書いて客観的に見ると、モヤモヤの形がだんだんはっきりしてくるはずだ。焦りや落ち込みの原因がわかり、解決策も見つけられるかもしれない。気持ちが明るくなる有効な方法なので、ぜひ試してみよう。

腹の立つことがあったら、それを紙に書いて破り捨てる

モヤモヤした気分を紙に書き出して、すっきりさせるストレス対処術。これをもう一歩進めた方法もある。嫌なことや不安、不満に直面し、ネガティブな感情が離れず、どんどん心が沈んでいくと感じたときに、ぜひ試してみるといい。

紙とペンを用意して、なぜ嫌なのか、不安なのか、どれほど腹が立っているのか、といったことをストレートに書き出してみる。誰にも見せるわけではないので、素直な気持ちを書けばいい。パソコンやスマホではなく、必ず紙に書くのがポイントだ。

書き終えたら、その紙をクシャクシャにして、ビリビリに破り捨ててみよう。こうすると、不思議なことに気分がすっきりしていく。心療内科の治療法でもあり、効果のほどはしっかり確かめられている。一見、穏やかそうな人のなかにも、これで嫌な気分をこっそり吹き飛ばしている人がいそうだ。奥の手として覚えておこう。

心が疲れない人は、嫌な相手の良いところも探そうとする

あいつのことは本当に嫌いだ、許せない。このように誰かを全否定するクセのある人は、ものごとを「○」か「×」のどちらかしかないと思っているのではないか。こういった極端な考え方は、わざわざ自分から敵を作って、ストレスを呼び込んでいるようなものだ。早く直すことをおすすめする。

ストレスをため込まず、精神的に疲れない人は、何事も全否定はしないと肝に銘じている。たとえば、あいつは嫌なやつだと思っても、いや、いいところもあるのではないかと考えるのだ。

悪いところが5つ、6つほどあると感じるのなら、良いところを2つ、3つ程度探してみる。こうした考え方を身につけていれば、何事も全否定しないで済む。ストレスはぐっと小さくなり、落ち着いた気持ちで過ごせるようになるだろう。

嫌なことがあったらため込まず、ほどほどに愚痴を言う

物事が思ったとおりに進まなかったら、誰でも多少はイライラする。また、他人から嫌な言葉を投げかけられたら、腹が立ってしまうのは当然だろう。ストレスからネガティブな感情が湧き上がったとき、その気持ちをため込んだままでいると、一層イライラしたり不満が募ったりと、心のベクトルがよりマイナスの方向を指してしまう。

上手にストレスをかわし、心を疲れさせない人は、嫌な思いを自分の心に収めておこうとはしない。気のおけない友人や知人、家族などに毒を少々吐き出す。いわゆる愚痴を言うのだ。

「この前、腹がたってねえ」「おかしいでしょう、こんなこと」などと口にしても、置かれた状況が変わるわけではない。「そうだよね」「わかる、わかる」といった共感

の言葉をもらえても、もちろん何の解決策にもならない。

しかし、ネガティブな気持ちを吐き出すと、心が何だかス～ッと晴れていくのは確かだ。ずっしりと重たかった気持ちが軽くなっていくし、ときには問題の上手な受け止め方、受け流し方にも気づく。愚痴にはストレスをいなす効果があるのだ。

とはいえ、「あの人はいつも愚痴ばかり」と思われたら、人間関係で余計なストレスが生じてしまう。あくまでも、愚痴はほどほどにこぼすのを忘れてはいけない。爆発させるように吐き出すと、相手が辟易とするだけではなく、自分のマイナス感情が胸の中でどんどん大きくなっていくこともある。

また、愚痴をこぼす相手も選ぶようにしよう。それほど親しくない人や、境遇や価値観がまるで違う人に愚痴を言っても、眉をひそめられてしまうだろう。配偶者が素直に聞いてくれればいいが、嫌な顔をされるかも……と思う人もいそうだ。

日ごろから、愚痴を言ったり聞いたりできる相手を作っておくのがいちばんだ。男性の場合、女性よりもストレス発散が下手とされるので、そういった相手がより必要かもしれない。

第6章

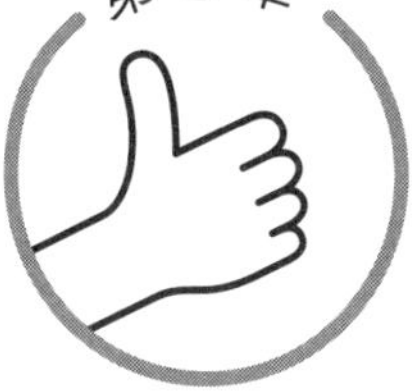

疲れない人の「春夏秋冬」の習慣、ぜんぶ集めました。

暑さと強い冷房でぐったりする夏。
寒暖差が疲れにつながる春と秋。
意外に自律神経が乱れがちな冬。
どの季節でも全然疲れない人は
何を習慣づけている!?

春と秋によく起こる寒暖差疲労は、自律神経が集まる首を刺激して防ぐ

春と秋には、前日と気温がまったく異なることが少なくない。寒暖差が大きいと、自律神経の乱れから疲れがたまり、体の不調が起こりやすくなる。

こうした寒暖差疲労の原因は、前日との気温の違いだけではない。1週間単位、あるいは1日のうちの最高気温・最低気温の差なども原因となる。1日の気温差については、7℃以上になると体の不調が出やすいとされている。また、エアコンをつけた室内と室外の気温差が大きな場合も、寒暖差疲労が起こりやすい。

寒暖差疲労の症状はさまざまだ。何となく疲れる、だるいといったことのほかに、首のこり、肩こり、冷え、皮膚のかゆみ、めまい、気分が落ち込むといったトラブルに悩まされる。

気温差に弱い人は、もともと暑さや寒さが苦手、顔や全身がほてりやすい、冷え性

気味、エアコンが苦手なのに1日中つけている場所に長くいる、季節の変わり目に体調不良になりやすい、といったタイプだ。

寒暖差に弱いと自覚している人のなかには、体のトラブルを防ごうと、すぐに着たり脱いだりできる服を身につける、汗をよく吸うインナーを着る、寒くなったときのためにストールを持って外出する、などの対策を取っている人も多い。

体を温める食べものを多く取る、規則正しい生活をしてよく眠る、ウォーキングなどの運動をする、といった基本的な健康習慣も重要だ。

寒暖差があっても体調を崩さないためには、自律神経が集中している首まわりのケアも有効とされている。タオルを使った効果的なセルフケアを紹介しよう。まずタオルを縦方向に2回折りたたんで細長くする。このタオルの真ん中部分を後頭部と首の境目あたりに回し、体の前で両端を両手で握る。

そして、やや上を向き、タオルを前に引っ張りながら、頭は後ろ方向に力を入れる。次はやや下を向き、同じように引っ張り合う。ともに30秒ほどキープ。このセルフケアで自律神経が整いやすくなるので、毎日の習慣に取り入れてはどうだろう。

疲れない人は日差しの強い日、サングラスをかけて「紫外線疲れ」を防止する

日差しの強い日、外出する際はサングラスを忘れない。まぶしい光を浴びる人と比べて、こういった人は1日の疲れ方が随分違うことを知っているだろうか。

炎天下のもとを歩くと、ダメージを受けるのは肌だけではない。強い日差しを浴びていると、何だか全身が疲れてだるくなっていく。これは紫外線が目に飛び込み、その強い刺激が脳に伝わってストレスとなり、活性酸素が大量に発生するからだ。活性酸素は筋肉や自律神経を攻撃し、ダメージを与えて疲れを引き起こす。

紫外線による疲労を防ぐには、目に光が直接飛び込まないようにすることが大切だ。日傘や帽子のほかに、サングラスも積極的に利用したい。ただ、注意しないといけないのは、色の濃いサングラスのほうが紫外線をよくカットするとは限らないこと。チェックすべきは色ではなく、UVカット率。100%に近いものを選ぼう。

夏でも湯船にお湯をためる人は、全身の血行が良くなって夏バテしない

暑い季節は湯船には浸からず、シャワーだけで手軽に済ませたくなる。しかし、1日の疲れを風呂で癒したいのなら、シャワーを習慣にしないほうがいい。疲れをすっきり解消できる人は、どの季節でも湯船にお湯をためている。

風呂に入るメリットとして、水圧の効果を忘れてはいけない。お湯に浸かると、体全体に約350kgもの水圧がかかるという。これほどの力が皮膚を圧迫するのだから、疲れた体をマッサージされるのと同じような効果が得られる。

特にマッサージ効果を期待したいのが、心臓から遠くて血液やリンパがたまりがちになるふくらはぎ。お湯の水圧によって、ふくらはぎが収縮すると、たまっていた血液やリンパが心臓に戻る。これで血行が良くなり、疲れが取れて楽になるのだ。副交感神経が高まるように、お湯は38～40℃のぬるめが適温だ。

「冷房病」知らずの人は、温度設定を外気のマイナス5～7℃以内に抑える

猛暑の続く近年、夏にはエアコンが欠かせない。ただし、うまく利用しないと夏バテの一種、冷房病になってしまうから十分注意が必要だ。

冷房病の原因は、自律神経の乱れ。夏の暑い屋外では副交感神経が優位になり、血管を拡張させて体温を下げようとする。一方、冷房をキンキンに効かせた屋内では交感神経が高まり、血管を収縮させて体温の低下を防ぐように働く。このため、暑い屋外と涼しい屋内を行ったり来たりすると、副交感神経と交感神経がしょっちゅう入れ替わり、自律神経のバランスが乱れてしまうのだ。

冷房病を防ぐには、エアコンの温度を27℃前後にして、外気温との差を5～7℃程度に収めることが大切だ。冷房の風が直接当たる場所に座り続ける場合は、薄手の上着やひざかけなどを利用し、体を冷やし過ぎないように注意しよう。

賢い人はエアコンと扇風機を併用し、体に優しく経済的に乗り切る

酷暑のなか、エアコンをつけてもなかなか涼しくならない。こうしたとき、設定温度を下げようとする人が多いが、２℃下げると20％も電力を余分に使ってしまう。

上手に夏の暑さを乗り切る人は、設定温度はそのままにして、扇風機を併用する。こうすれば、エアコンを２℃下げるよりも経済的で、しかも体の熱をスムーズに逃がせるので疲れにくくなる。

暑いときには、体が作る熱をうまく外に逃がさなくてはいけない。放熱を促すのは汗の蒸発。そのためには適度な気流がほしいが、エアコンの冷たい風を直接浴びると体調を崩しかねない。扇風機なら、無理なく体の熱を奪うことができるのだ。

扇風機の風量は小さくてもＯＫ。首振り機能を使って、室内全体の空気を撹拌すれば、部屋全体の気温を下げることもできる。エアコンと扇風機の二刀流が正解だ。

夏の夜、疲れがよく取れる人は、エアコンをつけたまま眠っている

暑い夏でも、エアコンのつけっ放しは体に良くないと、寝苦しさを我慢しながら寝ている人がまだいるようだ。けれども、熱帯夜の多い近ごろでは、エアコンを上手に利用するほうが得策だ。

エアコンをつけて寝たいけど、寒くて途中で起きてしまうかも、と思う人はある工夫をしている。寝入りばなと就寝後で室温が変わるように温度設定し、睡眠の質を高めているのだ。

まず就寝1時間ほど前から、寝室を25℃程度の温度設定で冷やしておく。そして、寝るときに温度を26～28℃に設定し直す。こうすると、涼しいなかで深部体温が下がりやすく、眠気が自然と湧いてくる。気持ち良く寝つけたあとは、体が冷え過ぎないので快眠できるというわけだ。夏の夜は、この2段階温度設定で乗り切ろう。

夏も日中を避けてウォーキング。発汗機能が向上して暑さを乗り切れる

熱中症になるかもしれないから、夏の間はウォーキングはやめておく。その逆に、疲れにくくなるから、夏でもウォーキングをする。両者のうち、夏バテになりにくいのは後者のほうだ。

暑い時期には汗をよくかき、熱を発散させて体温を下げることが必要となる。発汗機能を高めるのに有効なのが、ウォーキングをはじめとする有酸素運動。無理をする必要はなく、軽く汗をかく程度の運動強度でかまわない。有酸素運動をすると、副交感神経の働きが良くなるのもメリットだ。夏バテとは交感神経が必要以上に高まった状態なので、副交感神経を活性化することが予防につながる。

とはいえ、炎天下で頑張ってウォーキングするのはNG。熱中症にならないように、朝夕の涼しい時間帯に歩くようにしよう。

「秋バテ」知らずの人は、温かい食事と長めのお風呂で夏の疲れをなくす

猛暑の夏と比べると、涼しくなっていく秋は本来、過ごしやすい季節。にもかかわらず、夏バテならぬ「秋バテ」になる人が増えているという。

秋バテは夏バテを引きずっていることが多い。夏の間、冷たい食べものや飲みものばかりを食べて胃腸の働きが弱まり、それが秋になっても改善されない。また、冷房の効いた屋内と暑い屋外を行き来し、乱れてしまった自律神経のバランスがなかなか良くならない。近年の猛暑で、こうした傾向が強まっているようだ。

このような夏の疲れが、そのまま秋になっても残っているのが秋バテだ。秋も元気に過ごせる人は、温かい食べものや飲みものを意識して取り、内臓の冷えを防ぐ。シャワーではなく、ぬるめのお湯にゆっくり浸かって、自律神経の乱れも修正する。秋バテなんかにならず、「食欲の秋」「スポーツの秋」を満喫したいものだ。

乾燥する冬は、洗濯物を部屋干しして湿度をキープ

ドライアイによる目の疲れ、肌荒れやかゆみといった皮膚の困りごと、乾いた粘膜からウイルスが侵入する感染症など、冬にはほかの季節には少ない体のトラブルが発生しやすい。大きな原因のひとつが、部屋の空気が乾燥することだ。

ある対策により、こうした冬の乾燥を上手に抑えて、トラブルを防ぐ人たちもいる。それは洗濯物の部屋干し。うまく干せば、加湿器を使うよりも部屋の湿度を無理なく整えられるのだ。

ポイントのひとつは、結露やカビを防ぐために、壁や窓から離れたところに干すこと。部屋の中心付近に、室内用の物干しスタンドを使うのがおすすめだ。エアコンやサーキュレーターをつけて空気の循環を促すと、効率良く乾燥させられる。こうして部屋干しすれば、加湿器よりも効率的に部屋全体の湿度を上げることができる。

冬は「首」「手首」「足首」、3つの首を温める人は「冬バテ」にならない

冬はかぜやインフルエンザなど、感染症に注意が必要な季節。それだけではなく、何となくだるい、疲れるといった「冬バテ」ともいわれる状態に陥ることもある。冬バテを引き起こすのは、夏バテと同じく自律神経の乱れ。冬でも晴れた日の昼間は割合暖かいときがあるが、やはり夜になるとぐっと冷え込む。また、屋内では暖房を効かすことが多く、寒い屋外との温度差が夏以上に大きくなるケースもある。

こうした冬ならではの要因により、交感神経と副交感神経のバランスが悪くなる。その結果、体の疲れをはじめ、頭痛や肩こり、めまい、便秘、下痢、睡眠の質の低下、気分の落ち込みなどが起こってしまう。

自律神経の乱れを整えるには、ウォーキングなどの適度な有酸素運動やストレッチ、ぬるめのお風呂などによって、副交感神経を刺激することが有効だ。朝に太陽の光を

浴びたり、朝食をしっかり取ったりする習慣も、体内時計を整えて質の良い睡眠を得るには欠かせない。

これらは自律神経を整えるため、どの季節でも習慣に取り入れたいものだ。加えて、冬には「3つの首」を温めるように心がけよう。

3つの首とは、首、手首、足首。いずれも太い血管が通っているのに皮膚が薄く、冷たい外気にさらされると体温が下がってしまう。体の冷えは自律神経に悪影響を与えるので、3つの首を温めて血行を促進し、全身に血液を巡らせるように促すことが大切だ。

首については、外出する際にマフラーやストール、ハイネックの服を利用し、冷たい外気から守ってあげよう。ホットタオルやお湯を入れたペットボトルを首の後ろに当て、温めるのも血流促進に効果がある。手首は手袋やアームウォーマー、足首は厚手の靴下やレッグウォーマーを着用して冷やさないようにしよう。

いずれの部分もストレッチで気持ち良く伸ばすと、やはり血液循環を促すことができる。1日の終わりの習慣に取り入れてみてはどうだろう。

家では換気、外出時は貼るカイロ。寒暖差を少なくして冬を元気に

冬バテは夏バテのように、昼夜や屋内外の大きな温度差にさらされ、自律神経のバランスが乱れて起こるケースが多い。

では、これらの温度差をどうやって少なくするのか。体調をキープしたまま冬を過ごす人は、外出時は体を温めるように心がけ、屋内の空気は暖房を強く効かせないことにより、上手にコントロールしている。

体を温めるには、外出時にカイロを利用するのがおすすめだ。太い動脈がある尾てい骨の上や首の後ろに貼ると、温められた血液が全身をめぐって、しだいに体全体がポカポカしてくる。家ではエアコンの設定温度に注意するなど、室温が上がり過ぎないように注意。加えて、ときどき換気をして外気を取り入れ、屋内外の温度差を調整しよう。

第7章

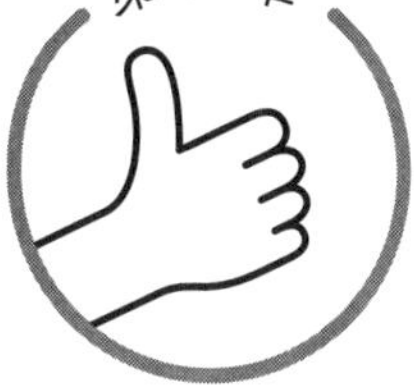

疲れない人の「心の癒し方」の習慣、ぜんぶ集めました。

おかしくなくても口角を上げる。
わざと大きなため息をつく。
ゆっくり深く呼吸する。
疲れたときにとても効く、
心の癒し方をピックアップ！

疲れたときには、ゆっくり深く呼吸。なぜか重たい気持ちがやわらいでいく

呼吸の仕方を変えて、自律神経を上手に操り、疲れるのを防ぐ方法がある。ストレスを感じているときに、優位になっているのは交感神経。一方、心が穏やかなときには副交感神経が高まっている。このふたつの自律神経は、呼吸との関係性が強い。交感神経の働きが高い状態だと呼吸は速くて浅くなり、副交感神経が優位になっているとゆっくりと深い呼吸をするものなのだ。

そこで、疲れそうだと思ったとき、呼吸をうまく使う人がいる。イライラしていると感じたら、呼吸の仕方を意識してチェンジ。深く息を吸い込み、ゆっくりと吐き出すようにするのだ。このような深呼吸を数分続けていると、自律神経が交感神経から副交感神経に切り替わり、イライラしていた気分が不思議と鎮まってくる。

イライラしたら繰り返し深呼吸。試す価値ありの秘密の呼吸法だ。

疲れたらわざとため息。心がリフレッシュして楽になる

仕事がはかどらない、あるいは人間関係に悩まされたときなど、思わず「はぁ〜」とため息をつきそうになる。ため息にはネガティブなイメージがあるので、こうした場合、自重する人は多いだろう。しかし、なかにはわざと大きなため息をつく人もいる。そういった人の狙いは、自律神経の切り替えだ。

ストレスを感じたとき、交感神経の働きによって、体は緊張し、呼吸が浅くて速くなっている。ため息とは、一種の深呼吸。副交感神経を高める働きがあるので、心身をリラックスさせる効果が期待できる。

ため息をつきそうだと自分で気がついたら、あえて、より深いため息をつく。こうすれば、体の緊張を解き、イライラした気分の解消につながる。ため息をつくのは、決して悪いことではない。上手に使って、ストレスをコントロールしてみよう。

意識して口角を上げると、それだけで楽しくなって疲れが吹っ飛ぶ

笑うと楽しい気分になり、少々の疲れなんか忘れてしまう。これは幸福感を呼ぶセロトニンや、快楽を感じさせるドーパミンなどの神経伝達物質が分泌されるからだ。

この体の仕組みにより、よく笑うと疲れをやわらげることができる。とはいえ、イライラしたり落ち込んだりしているとき、笑う気分にはなれないかもしれない。そういった場合、上手にストレスを解消する人は、口角を上げて笑っているふりをする。じつは、笑顔を作るだけで脳は楽しいことがあったと判断し、コロッとだまされて、セロトニンなどを分泌せよという指令を出すのだ。

セロトニンは睡眠を促すメラトニンの材料となり、腸内細菌のバランスを整える働きも持っている。心身の疲れを取り、健康を保つために、ときどき口角を上げるクセをつけてはどうだろう。

家族やペットとふれあうと、癒しのホルモン効果で心がほぐれる

仕事を終えたあと、家族と過ごすのが心を癒すための大切な時間。こうした人は、1日のストレスをすっきり解消し、心身の疲れをほぐすことができる。

この癒し効果は、ストレスを解消させる秘密のホルモン、オキシトシンの働きによるものだ。オキシトシンには幸せな気分や心の安らぎをもたらす作用がある。ふれあう相手への愛情や信頼感を強くし、絆を深める作用もあるともされる。

親子のじゃれあいやパートナーとのハグなど、愛情を持っている相手とのスキンシップによってオキシトシンは分泌する。なかでも有効なのが、相手の背中に手のひらを当て、円を描くように優しくなでる「オキシトシンタッチ」という方法だ。なでる側もなでられる側もオキシトシンがたっぷり分泌されるので、ぜひ試してみよう。

ひとり暮らしなどで、ふれあう相手がいない場合も大丈夫。自分の腕をなでてみる

といい。こうすると、脳は誰かとスキンシップをしていると認識し、オキシトシンが分泌されはじめる。

誰かとハグをする代わりに〝ひとりハグ〟をするのも有効だ。腕を胸で交差させて、ギュッと自分を抱きしめる。これも脳にはうれしいスキンシップだと伝わり、オキシトシンが分泌されて心が安らいでいく。

また、ふれあう相手は人間だけではなく、ペットでも同じ効果が得られることがわかっている。かわいいペットと遊んだり、なでたり、抱っこしたりしてもオキシトシンは分泌されるのだ。

ペットを飼っていないけど、そうした癒しの時間を持ってみたい。こう思う人は、動物とふれあえる猫カフェなどに行ってみてはどうだろう。かわいい姿を見たり、なでたりしているうちに、気分が安らいでいくはずだ。

じつは、こうした効果は、本物の動物相手でなくても得ることができる。動物のぬいぐるみをハグしたりなでたりしても、本当のスキンシップだと脳はあっさりだまされる。動物が苦手な人は、この〝ぬいぐるみハグ〟を試してみよう。

疲れたときには好きな曲、不安なときにはクラシックを聴いてくつろぐ

音楽には人の心に強く働きかけ、感情を左右する力がある。基本的には、ゆったりしたリズムの曲が流れると何となく心が落ち着き、アップテンポの曲を聴くと気分が高揚するものだ。では、心身が疲れたとき、あるいはストレスから不安や緊張、イライラがあるときにはどういった曲を聴いたらいいのだろうか。

広島国際大学が学生を対象に、音楽が緊張、不安、疲労軽減に与える影響を調べた実験がある。それによると、自分が好きな音楽を聴くと、ジャンルにかかわらず、疲労を回復させる効果が大きかった。また、クラシックを聴いた場合は、緊張や不安を軽くすることがわかった。

疲れたときには好きな音楽、ストレスを感じているときにはクラシックが有効というわけだ。自分の状態によって、聴く音楽を変えてみてはどうだろう。

炎がゆらめく焚火動画を見て、心の底からリラックス

近ごろ、夜は好きな動画を観てリラックスする人も多い。なかでも癒し効果が高く、観ているうちに眠くなるのが焚火の動画。寝る前のひとときのルーティンにして、快眠につなげている人もいそうだ。

焚火の持つリラックス効果は「1／fゆらぎ」で説明される。1／fゆらぎとは、打ち寄せる波の音、川のせせらぎ、雨音、心臓の拍動、鳥のさえずりなど、自然界にある規則性と不規則性が適度に組み合わさった変化や動き。脳に直接働きかけて、心を落ち着かせる効果があることがわかっている。

焚火の場合、パチパチはぜる音とゆらゆら揺れる炎、どちらも1／fゆらぎを示す。リラックスするのに、焚火動画はとても適したものなのだ。また、キャンドルの炎も1／fゆらぎなので、寝る前に動画で楽しむのもいい習慣だ。

サウナで心と体をととのえると、なぜストレスがス～と消えていくのか

サウナ愛好家がよく口にする「ととのう」。これは心身ともにリラックスし、すこぶる気持ちが良い状態のことをいう。実際、サウナにはストレスを解消し、疲れを癒す効果が大いにあるので、積極的に利用してはどうだろう。

熱いサウナ室で発汗を促し、そのあとすぐに冷水を浴びて体温を下げる。こうした体に大きなショックを与える行為により、疲れた筋肉に酸素がたっぷり供給され、疲労が回復していく。幸せな気分にさせるセロトニンや、鎮痛効果のあるエンドルフィンなどの分泌を促すのもうれしい効果だ。

しかも、サウナ室で目を閉じて心を落ち着かせる時間は、いまこの瞬間に集中し、脳の疲れを取り除くマインドフルネスの瞑想そのもの。サウナの持つストレス解消、疲労解消効果は非常に大きいのだ。

ストレスがたまってきた、イライラする…こう思ったときにはガムを噛む

唾液を分泌させて虫歯を予防する、噛む動きによって脳の血流が良くなる、といったように、ガムを噛むことによる健康効果は多い。じつはストレス解消効果も大きく、疲れた心をなだめるためにガムを噛む人もいる。

ストレスを抑えられる理由のひとつは、脳の扁桃体の活動を抑えられるからだ。扁桃体は不安や恐怖など、ネガティブな心の状態に関連するところ。よく噛むと、扁桃体があまり働かなくなり、副交感神経が優位になって心身を鎮めてくれるのだ。

ガムを噛むと、幸せな気分になるセロトニンの分泌も促される。セロトニンは太陽の光のほかに、リズムのある運動でも盛んに分泌されるようになる。ガムを噛む動きは、ウォーキングやスクワットなどと同じようなリズム運動。セロトニンは夜になったら、眠りに導くメラトニンの材料になるので、快眠による疲労回復も期待できる。

第8章

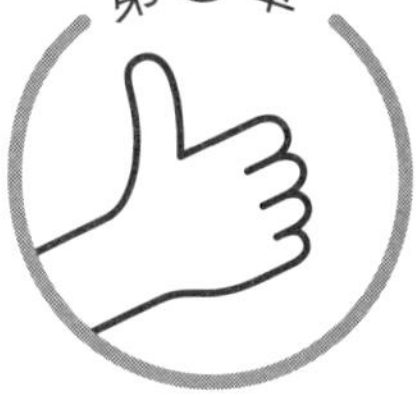

疲れない人の「楽しみ方」の習慣、ぜんぶ集めました。

心身ともに疲れない人は、
プライベートを楽しく過ごし、
「幸せホルモン」をたっぷり分泌。
だから、ストレスがたまらず、
いつも元気でいられる！

カラオケをすると「幸せホルモン」がたっぷり分泌される

カラオケ好きな人は、歌うだけで何だか気が晴れて、ストレスが消えていくような気がするはずだ。これは錯覚ではなく、研究によっても確かめられている。鶴見大学歯学部による報告を紹介しよう。

研究は高齢者44人を対象に実施。好きな曲を3曲歌ってもらい、その前後で唾液の量と、唾液に含まれるコルチゾールの量を調べた。

唾液の量は自律神経と関係しており、緊張時には少なくなり、リラックスすると増える。コルチゾールは心身がストレスを感じたとき、体を守るために分泌されるホルモン。その量が多いほど感じているストレスは強く、少ないほどストレスは弱いという指標になる。

実験の結果、歌う前と比べて、歌ったあとのほうが唾液の量も唾液中のコルチゾールの量も多くなった。しかも気分が明るくなって、緊張などのネガティブな感情も改善されていた。

こうした変化は歌が好きな人だけではなく、歌が嫌いな人にも表れていたのが注目される。どのような人に対しても、歌にはストレスを解消し、心身の疲れを癒す効果があったのだ。

また、歌うとセロトニンの分泌を促すこともわかっている。セロトニンは「幸せホルモン」とも呼ばれ、脳に働いて心身をリラックスさせる神経伝達物質。夜になると、眠気を起こすメラトニンに変化し、質の高い睡眠へといざなってくれる。

このセロトニンは、朝の太陽光線や朝食などに加えて、リズムのいい運動でも分泌が促される。歌うことは呼吸筋を使ったリズム運動なので、セロトニン分泌に好影響を与えるというわけだ。

歌は疲れを癒す大きな効果を持っている。家族や友人どうしで、もっとカラオケを楽しんでみよう。グループカラオケが苦手な人なら、「ひとりカラオケ」がおすすめだ。まわりの反応を気にしないで済むので、好きな歌を好きなだけ歌うことができる。

オカリナやリコーダーが趣味の人は、演奏中にセロトニン分泌を促している

楽器の演奏は、大きなストレス解消効果が期待できる趣味。なかでも、吹奏楽器には疲れた心を癒す高い効果がある。息を吐くことによって音を出す吹奏楽器の演奏は、呼吸筋を使った典型的なリズム運動だ。楽しんでいるうちにセロトニンの分泌が促されて、幸せな気分が一層高まり、夜の快眠を得ることもできる。

サックスと尺八奏者を対象に調べた研究によると、いずれも演奏後にセロトニンの分泌が増えたという。とはいえ、こういった本格的な吹奏楽器をイチからはじめるのはハードルが高い。もっと手軽な吹奏楽器、オカリナやリコーダーの演奏でも疲れを癒す効果を得られるはずだ。楽器も高価ではないので、気軽にはじめてみよう。

演奏の際には大きく息を吸って一気に吐くので、加齢で衰えやすい呼吸筋のトレーニングになるのもメリットだ。

太鼓を叩くのが好きな人は、幸せ気分が高まることを実感できる

曲のリズムに合わせて太鼓を叩き、点数を稼ぐ人気ゲームがある。お好きな人は、腕と体をリズム良く動かしながら、連続で何曲も楽しむ。

叩いている人はとても高揚し、まるでトランス状態になっているようにも見える。ああ、楽しくてたまらない……。こう思うのは、脳内にセロトニンが大量に分泌されているからかもしれない。

ドラムや太鼓を叩くことは、とてもわかりやすいリズム運動。当然、打楽器の演奏にはセロトニンの分泌を促す効果があり、実験でも確かめられている。セロトニンが脳内に分泌されると、その働きによって幸せな気分になるのに加え、怒りや攻撃の衝動などネガティブな感情が抑えられ、たまっていたストレスが発散される。ゲームで手軽に太鼓を叩くほかに、ドラムや和太鼓の教室に通うのも良さそうだ。

フラダンスを楽しむ人が幸せそうなのは、心身のリラックス効果が絶大だから

さまざまなダンスのなかでも、心身ともに疲れを癒してくれるのはフラダンスではないだろうか。カラフルな衣装を着て、音楽に合わせて体を揺らしている人たちは、ストレスをまったく感じさせない幸せそうな表情をしている。

フラダンスで使われる音楽は、ゆったりしたリズムと優しいメロディが特徴で、とても癒し効果が高い。そういった穏やかな曲に合わせて、ゆっくり体を動かしているうちに、副交感神経が優位になってリラックスしていく。フラダンスはそれほど激しくない有酸素運動で、この面からも副交感神経を刺激する。特徴である笑顔のキープも有効で、疲れを癒す神経伝達物質などの分泌を促してくれる。

体幹を強くし、姿勢を良くする効果などもあるフラダンス。趣味にすると、疲れ知らずで心身ともに健康になれそうだ。

リフレッシュしたい休日は森林浴。フィトンチッド効果で心身ともに癒される

誰でも手軽にできる運動で、高い健康効果を得られるウォーキング。近所を歩くのもいいが、木に心身を癒す力があることを知っている人は、緑にあふれる森や木々の多い公園にも出かける。

森ならではの健康効果は、木々が放出するフィトンチッドという揮発性物質の働きによる。フィトンチッドにはリラックス効果があり、たっぷり漂っている森を歩くと、心身とも癒されていく。その効果は高く、木の香りがするなかで眠ると、疲労回復が早いことが確かめられているほどだ。

加えて、森で生じる風の音、鳥のさえずりなどは、耳に入るだけで心が落ち着く「1／fゆらぎ」というタイプの音。また、木や草を見ているだけでも、ストレスや緊張がやわらいでいく。ぜひ、休日には緑のなかを歩いてみよう。

心身のコントロールが上手な人が、疲れた日、寝る前にやっていることとは

何かと多忙を極めた日、帰宅して夕食などを済ませたあと、心身の疲れを取るのが上手な人は本を広げて音読をする。

声を出して本を読むなんて、小学生じゃあるまいし……。こう思うかもしれないが、音読の効果は大きい。読みながら声を出し、その声を聞いているうちにセロトニンが分泌され、しだいに脳の興奮が鎮まっていく。心が落ち着くとともに、自律神経が副交感神経に切り替わり、体は睡眠への準備をはじめる。音読は本の内容に一層集中しやすく、その間、ストレスを忘れられるのもメリットだ。

音読の前に深呼吸をしておくと、自律神経が一層スムーズに切り替わる。口角を上げて、感情を込め、ゆっくりと読もう。無表情で淡々と読むときよりも、副交感神経がより刺激されて、心身ともに早くリラックスしていく。

人を元気にして、自分も元気をもらえる。これがボランティア活動の醍醐味

他人に対して何かを行う場合、感謝やお返し、あるいは金品を期待することが多い。けれども、なかには見返りを期待しない人もいる。そういった行動を取る人は、やたらと見返りを求める人よりも、安らいだ気持ちで日々を過ごせるはずだ。

金品はもちろん、感謝の言葉さえ求めず、無償で何かをしてあげるとき、脳にオキシトシンという神経伝達物質が分泌される。オキシトシンには幸せな気分や安らぎをもたらす働きがあり、別名を「愛情ホルモン」という。

たとえば、被災地などでボランティア活動に参加した人は、「元気をもらった」とよく話す。これこそオキシトシン効果で、人のために何かをすることで、逆に自分が癒されるわけだ。手軽にできるボランティア活動はいっぱいある。地域の活動に参加し、他人も自分も元気にしてみてはどうだろう。

「泣ける」本や映画が大好きな人は、涙とともにストレスを発散させている

笑いのストレス解消効果はよく知られている。一方、泣くと心が沈んで、ストレスが一層たまりそうだ。しかし、じつはそうではなく、涙腺を刺激する映画や本が大好きな人は、よく笑う人よりもストレスを一層解消することができる。

ストレス解消をテーマに、「笑い」と「泣き」の影響力を調べた実験がある。お笑い芸人のネタを見て笑ったあとと、映画『ALWAYS三丁目の夕日』を見て泣いたあとのストレス解消効果を比較。意外にも、映画で泣いたあとのほうがより有効だとわかった。感情が揺さぶられて泣くと、交感神経が副交感神経に切り替わり、心身が癒される状態になるからだと考えられている。

ストレスがたまって心が重いとき、「泣ける」と評判の本を読んだり、映画やドラマを観たりしてみよう。涙といっしょに、悩みやイライラも流れていきそうだ。

第9章

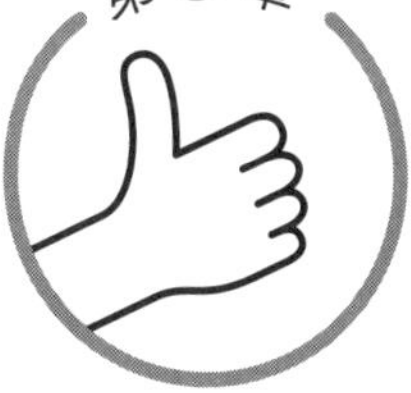

やってはいけない！「疲れる人」の習慣、ぜんぶ集めました。

休日は寝だめ。毎晩の寝酒。
大音量のアラームで起床。
自己流の糖質制限ダイエット。
いつも疲れている人の悪習慣を
決してマネしてはいけない！

寒い日には靴下を履いて布団へ。それでは体温が下がりにくく眠くならない！

布団に入っても、手足が冷えるので眠れない。こういった場合、靴下を履いて寝る人も少なくないようだ。なるほど、足先こそ温かくなるだろうが、逆に眠れなくなる可能性が高くなる。もう履かないことをおすすめする。

夜が更けてくると、体の深部体温が手足の先から少しずつ放出されていく。これで体が徐々に冷えていき、同時に眠気が訪れる仕組みになっている。靴下を履いていたら、当然、足先から熱は放出されにくい。このため、体が眠る準備を整えるのに時間がかかり、質の良い睡眠を得られなくなってしまうのだ。

寒い冬でも、靴下を履いて寝るのはＮＧ。足を温めたいのなら、靴下ではなくレッグウォーマーを利用しよう。筋肉や脂肪が少ない足首は足先よりも冷えやすいので、ここを保温すると随分楽になるはずだ。

大音量のアラームで起床すると、一瞬で交感神経に切り替わって負担大！

目覚まし時計やアラームを大音量で設定し、そのけたたましい音でビックリして起きる。このような目覚め方が体にいいわけがない。

人間の長い歴史のなかで、眠っているときに大きな音がしたら、その多くは地震や雷が発生したり、肉食動物に襲われたりしたときだ。こうした場合、安静時に働く副交感神経から活動するための交感神経へと、自律神経が瞬時に入れ替わる。音の正体に対する恐怖も本能的に湧き上がり、強いストレスが一瞬でかかる。

大音量の目覚まし時計で起きたときも同じ。血圧が10％ほども急上昇し、心拍数も上がって心臓がバクバクになる。朝からいきなり疲れてしまうのだ。

目覚まし時計やアラームを大音量で鳴らすのは禁物だ。少しずつ音が大きくなっていくタイプに設定するなど、驚かないで済む方法で起きることを心がけよう。

仕事帰りのジム通いで体力増進。交感神経が高まって眠れなくなる！

運動を習慣づけるのにおすすめなのがフィットネスジム通い。平日にはなかなか時間が取れないため、仕事帰りに立ち寄るという人は多いだろう。それでは健康を得られるどころか、逆に疲れがたまる原因になりかねないので注意が必要だ。

仕事で心身ともに疲れた状態にあるのなら、ジムに行くのはやめたほうがいい。その状態で筋肉に負荷を与えると、疲れが一層ひどくなってしまう。

トレーニングをする時間帯も重要だ。日が暮れてからは本来、体も心も休めるようにしたいもの。それなのに激しく動くと、体温や心拍数が上昇し、交感神経が高まった状態をしばらくキープすることになる。夜に運動をするなら、少なくとも寝床に入る3時間前までには終わらないと、副交感神経に切り替わりづらい。どうしても仕事帰りに行く場合は、なるべく早く切り上げるのが無難だ。

太るから、糖質は極力制限。満腹感を得られないので逆に食べ過ぎる！

ダイエットのために糖質を制限し、ご飯の量を極端に減らす。すると、お腹に食べものがたまらないので、どうにも満足感が得られなくなる。そこで、肉や揚げ物などを食べる量が増えていく……。

こうしたダイエットの仕方は禁物だ。たんぱく質や脂肪をとり過ぎると、消化不良や胃もたれにつながり、何となくだるくて疲れやすくなる。糖質を減らした分だけ、脂肪の多い肉を多く食べてしまうと、脂肪肝になりかねないのも問題だ。血液がドロドロになって、全身に血液と栄養が行きわたりにくくなるので、一層疲れやすくなり、頭がぼ～とするような状態にも陥る。

ダイエットをする場合、過剰に糖質を制限してはいけない。無理のない食事制限でなければ、健康を維持したまま体重を減らすことは難しいのだ。

休日に寝だめを楽しんでいると、疲れは取れても睡眠リズムが狂ってしまう！

仕事のある日は、どうしても睡眠が少し不足してしまう。だから、休日にはたっぷり寝る。普段起きる時間をやり過ごし、二度寝するのは極楽気分……。

確かに、休日の寝だめは気持ち良さそうだ。しかし、起きる時間が大幅にずれると、人間の体に備わっている体内時計が狂ってしまう。たとえば、休日の朝、普段よりも3時間遅い時間に起きたとしよう。こうすると、時差が3時間ある海外に出張したのと同じほどの「時差ぼけ」を引き起こしてしまうのだ。

本人は寝だめで一時的に満足しても、時差ぼけによって睡眠のリズムが乱れ、起きていても頭がぼ～とする、何だかやる気が湧かない、といったトラブルに悩まされかねない。休日の寝だめはＮＧ。長く寝ていたくても、せいぜい普段よりも1時間遅く起きる程度にとどめよう。

寝酒を欠かさない人は、睡眠の質が低下して疲れが取れない！

よく眠るために寝酒は欠かせない。寝つきが良くなるから、質の高い睡眠を得られるはずだ。こう考える人がいるが、本当のところはどうだろう。

酒を飲むと、実際、寝つきが良くなるケースは少なくない。とはいえ、メリットはこれだけだ。アルコールには利尿作用があるので、飲まないで寝た場合と比べて、眠っている間、膀胱に尿がたまりやすく、夜中に起きることが多くなる。

加えて、眠っているときには通常、副交感神経が優位になるのだが、アルコールを分解するときには交感神経が働く。この点からも、脳が休まり切らず、中途覚醒しやすくなってしまう。

酒好きの人には残念だが、寝酒をすると質の良い睡眠を得るのは難しい。飲む場合、寝る2時間前には切り上げるのが賢明だ。

エナジードリンクで疲れが吹っ飛ぶ！ でも、本当は一時的にごまかされているだけ…

疲れているとき、仕事を頑張りたい日など、エナジードリンクに頼る人がいる。飲めば頭がスッキリし、疲れが取れたような気になる。しかし、本当に疲労が回復したわけではない。あくまでも、「ような気になる」だけだ。

エナジードリンクを飲むと、主成分のひとつであるカフェインが脳や筋肉を刺激して、疲れを感じさせないように働く。このため、疲れている状態は変わらないのに、回復したという気になっていく。エナジードリンクの効果は、疲れを一時的にごまかすだけなのだ。

カフェインには依存性もあり、エナジードリンクに頼るクセがつくと、実際には疲れがたまっているのに気づかない、という状態に陥ってしまう。あと数時間だけ疲労を忘れて頑張れればいい、というときにだけ飲むようにするのがいいだろう。

疲れたときはガッツリ焼肉！　それでは胃腸の負担になって逆効果

疲れたときにはスタミナ食がいちばん！　焼肉を食べて元気を出そう。このように考える人がいるが、まったくの逆効果でしかない。

食料事情が悪くて、栄養失調の人がそこら中にいた時代なら、疲労回復にスタミナ食というのは意味があったかもしれない。大量のカロリーとたんぱく質を摂取すれば、元気が出ることもあっただろう。しかし、飽食の時代ともいわれる現代では、脂身たっぷりの肉を多く食べる必要はない。

疲れているときは、内臓などの機能も低下している。それなのに、こってりした焼肉をたっぷり食べると、消化器官の大きな負担となって、逆に一層疲れてしまいかねない。疲労回復に向けて、体が本当に求めているのは消化の良い食べもの。脂身の多い肉や揚げ物などは避け、胃腸の負担の少ない食事を取ろう。

【主な参考図書】

・『疲れない大百科』（工藤孝文／ワニブックス）
・『「毎日疲れない」にいいこと超大全』（工藤孝文／宝島社）
・『疲れない脳をつくる生活習慣』（石川善樹／三笠書房）
・『医者が教える疲れない人の脳』（有田秀穂／三笠書房）
・『名医が実践する「疲れない」健康法』（小林弘幸／ＰＨＰ研究所）
・『認知症にならないための生活習慣』（神崎 仁／慶應義塾大学出版会）
・『ロジカル筋トレ』（清水忍／幻冬舎）
・『疲れないカラダ大図鑑』（夏嶋隆／アスコム）
・『頑張りすぎる人のための疲れない習慣』（上符正志・総監修／家の光協会）
・『会社、仕事、人間関係で心が疲れない仕事術』（福山敦士／あさ出版）
・『眠トレ！』（三橋美穂／三笠書房）
・『ケーキ食べてジム行って映画観れば元気になれるって思ってた』（メンタルドクターSidow／ＷＡＶＥ出版）
・『あなたを疲れから救う休養学』（片野秀樹／東洋経済新報社）
・『スタンフォード式疲れない体』（山田知生／サンマーク出版）
・『イラストでわかる疲れないカラダの使い方図鑑』（木野村朱美／池田書店）
・『名医が実践する「疲れない」健康法』（小林弘幸／ＰＨＰ研究所）
・『あなたを疲れから救う休養学』（片野秀樹／東洋経済新報社）
・『隠れ疲労』（梶本修身／朝日新聞出版）

【主な参考論文】

- 好みの音楽聴取が緊張・不安・疲労軽減に与える影響（広島国際大学）

【主な参考ホームページ】

- 厚生労働省…日本人の食事摂取基準（2020年版）／こころもメンテしよう
- 農研機構…なるほど・ザ・水出し緑茶！
- 特定非営利活動法人 日本メディカルハーブ協会…セイロンシナモン：冷えに役立つハーブを学ぶ
- けんぽれん…Let's STRETCH! vol.58
- ビール酒造組合…飲酒（ビール）の効用
- NHK…登山のプロが教えるウオーキング術〝省エネ歩行〟でバテずに楽しく！／そのだるさ 寒暖差疲労？症状や治し方 首回りのケアが有効／その不調〝冬バテ〟かも 寒暖差による体調不良を改善
- TBS NEWS DIG…つり革は「3本指握り」で！ 通勤電車でできる簡単〝僧帽筋〟ライフハック
- 日テレ…肩こりや頭痛の原因に！猫背とはまた異なる「スマホ巻き肩」チェック法と対策
- TBSラジオ…目から浴びた紫外線で疲れる!?
- 読売新聞…秋バテってどんな症状？原因は？専門医が教える対策3つのポイント
- 日本経済新聞…ヒール靴の正しい歩き方 靴底減らず、疲れにくい／酷暑でも快眠 カギは睡眠前半の扇風機・エアコン活用／心身がラクになる、「考え方のクセ」の直し方／カラオケで気分スッキリには、科学的根拠があった
- 日経ビジネス…15分で寝付きと睡眠の質を改善する「筋弛緩法」
- 日経グッデイ…疲れにくく、運動効果も高い「階段の上り方」は？

■介護ポストセブン…2分以内に寝つける！米軍が採用した究極の睡眠法「漸進的筋弛緩法」とは？
■オレンジページ…手首を返すだけ⁉ 重たい荷物をラクに持つ方法
■クロワッサン…寝る前のゆるストレッチで、翌日に疲れを残さない。／一番簡単なストレッチ、「背伸び」の効用。
■家庭画報…慢性疲労には「ミト活」を！ミトコンドリアが増えると疲れが取れる理由とは？
■東洋経済ＯＮＬＩＮＥ…「疲れない」「太りにくい」体に変わる筋トレの極意／目の健康が気になる人に知ってほしい7つの真実／世界的ブーム！サウナ「3つの絶大効果」はこれだ／自律神経の乱れが整う「音読」意識したい4つの点
■Oggi.jp…いい人をやめると楽になる？ いい人をやめた結果見えてくるものとは？
■伊藤園…黒酢飲料の継続摂取が運動後の疲労感を軽減することを確認
■nishikawa…まくら選びのコツ
■ＦＵＪＩＦＩＬＭ からだサイエンスラボ…疲労回復のしくみとアスタキサンチンの効果
■大正製薬…眼精疲労の予防法は？ 生活習慣から見直そう／疲れ目に、簡単セルフケア
■Santen…目のストレッチの方法
■グリコ…アクティブレストは疲れているときこそ有効！
■ナースプラス…眠くなるツボ10選
■セラピストプラス…寝る前の筋トレはダメって本当？ 寝る3時間前に終えると◎プロが対策を伝授
■ＲＵＮＮＥＴ…「脂肪」を燃やして効率的に走りたい！

本文デザイン…青木佐和子
編集協力…編集工房リテラ(田中浩之)

人生を自由自在に活動《プレイ》する

青春新書
PLAYBOOKS

人生の活動源として

いま要求される新しい気運は、最も現実的な生々しい時代に吐息する大衆の活力と活動源である。

文明はすべてを合理化し、自主的精神はますます衰退に瀕し、自由は奪われようとしている今日、プレイブックスに課せられた役割と必要は広く新鮮な願いとなろう。

いわゆる知識人にもとめる書物は数多く窺うまでもない。

本刊行は、在来の観念類型を打破し、謂わば現代生活の機能に即する潤滑油として、逞しい生命を吹込もうとするものである。

われわれの現状は、埃りと騒音に紛れ、雑踏に苛まれ、あくせく追われる仕事に、日々の不安は健全な精神生活を妨げる圧迫感となり、まさに現実はストレス症状を呈している。

プレイブックスは、それらすべてのうっ積を吹きとばし、自由闊達な活動力を培養し、勇気と自信を生みだす最も楽しいシリーズたらんことを、われわれは鋭意貫かんとするものである。

―創始者のことば―　小澤和一

監修者紹介

工藤孝文

1983年福岡県生まれ。福岡大学医学部卒業後、アイルランド、オーストラリアへ留学。帰国後、大学病院、地域の基幹病院を経て、現在は、福岡県みやま市の工藤内科で地域医療を行っている。専門は、糖尿病・肥満症・漢方治療。「ガッテン!」(NHK)、「世界一受けたい授業」(日本テレビ)など、テレビ番組への出演・医療監修のほか、健康関連の著作も多い。日本内科学会・日本糖尿病学会・日本肥満学会・日本抗加齢医学会・日本東洋医学会・日本女性医学学会・日本高血圧学会・小児慢性疾病指定医。

「疲《つか》れない人《ひと》」の習慣《しゅうかん》、
ぜんぶ集《あつ》めました。

青春新書 PLAYBOOKS

2024年7月25日　第1刷
2024年8月1日　第2刷

監修者　工《く》藤《どう》孝《たか》文《ふみ》

編　者　ホームライフ取材班《しゅざいはん》

発行者　小澤源太郎

責任編集　株式会社プライム涌光

電話　編集部　03(3203)2850

発行所　東京都新宿区若松町12番1号 〒162-0056　株式会社青春出版社

電話　営業部　03(3207)1916　振替番号　00190-7-98602

印刷・三松堂　製本・フォーネット社

ISBN978-4-413-21215-1